Skin Care Clinic Plastic Surgery

スキンケアクリニックで行う
最先端男性形成治療

オトコを上げる方法!

スキンケアクリニック医師会

文芸社

はじめに――男の〝悩み〟を解消しよう！

今、美容整形は花盛りです。

ひと昔前なら、「親からもらった体を傷つけるなんてとんでもない」という考えが、儒教思想が根底に流れていた日本では支配的でした。そんな風潮もずいぶん薄れ、欧米なみに美容整形が受け入れられるようになりました。

それと同時に、美容整形についての知識も、かなり一般化しました。

しかし、やっかいなことに、間違った知識も横行しているようです。

毎日の診察の中で強く感じていることですが、まだまだ美容整形に関する正しい情報が伝わっていないのが現状です。

マスコミが流す膨大な量の情報は、美容整形がいかに速く、簡単に、自然にできるかということばかりで、美容外科手術を受けようかどうか悩んでいる人々が本当に知りたがっている内容に、きちんと答えていないように感じられます。

マスメディアのはしゃぎぶりとは裏腹に、来院されるのは、誰にも相談できずに長い間思い悩んできた方がほとんどです。

本書は、美容整形について正しい情報を伝えるとともに、悩みを持つ方々に、どんな治療が適当なのか、症状に応じてわかりやすく解説しています。


たとえば、もしあなたが「自分は包茎では？」と悩んでいるなら、この本はあなたに、正しく適切なアドバイスを与えることができます。

複雑な現代社会で、性的なコンプレックスを抱えている男性が増えていることは紛れもない事実です。そして、こうしたコンプレックスと包茎とは深い関係を持っています。

包茎に対する誤った知識で、セックスに対して消極的になったり、せっかく出会った素敵な女性を逃がしてしまったり……。こんなコンプレックスを持ったままでは、仕事や人間関係にも自信をもって立ち向かっていけなくなってしまいます。少し大げさに言えば、包茎のために人生が変わってしまった……と言えるかもしれません。こんなバカバカしいことはないじゃありませんか。これでは男の役割を果たしていないと言われても仕方ありません。

それならば、いっそのこと、そのコンプレックスの原因を取り除いてみてはいかがでしょう。
一度しかない人生です。勇気を出して一歩を踏み出してください。
悩んでいるばかりでは、何も変わらないのですから。

スキンケアクリニック医師会

目次

II オトコを上げる方法！

Ⅲ 「治療して良かった！」体験者の声

Ⅳ もっとオトコを上げたい！

プロローグ

急増する男性の美容整形

これまで日本で美容外科にかかるのは、ほとんどが女性でした。現在でも、一般的には「美容外科は女性のもの」と受け止めている人が少なくないかもしれません。ところが、この頃では、美容外科を訪れる人の二〇パーセントを男性が占めています。全体の数が増えていることを考えれば、男性の増加率は急激と言えるでしょう。

なぜでしょうか?

日本経済の高度成長が始まった一九六〇年代。男性の必要以上な飾り立てが現れ、世間は「男性の女性化」――そしてそれをピーコック革命と白い目で見たものでした。しかし、一九七〇年代に入って、健康的で清潔感あふれる魅力的な男性美の創造が叫ばれるようになります。男性が外見を装うのが〝男らしくない〟ことだという決めつけがなくなったのでした。この変化は急激でした。現実生活に当然のこととして取り入れられるようになりはじめたのです。

それから三〇年余り。男性が髪の毛を染めることなどに違和感はほとんどなくなり、男性エステもいまや特別なことではなくなりました。

〝男の美〟の基準が多様化したこともあるでしょう。

人の個性はさまざまであり、理想とする美の姿もさまざまです。一人ひとりが、それぞれの理想を追求する時代になりました。そして、その理想と現実とのギャップを埋めるのが、美容外科というわけです。最先端技術を取り入れた安全な治療法も開発されつつあります。

日本人のライフスタイルの変化も、理由の一つに挙げられるでしょう。ガムシャラに〝男らしさ〟をアピールするだけでは周囲から認められなくなっています。

ニオイや汚れに敏感な近年の傾向も、無視できない要因です。ワキガの治療に訪れる男性も多くなりました。〝男臭さ〟は時代遅れなのです。

ニオイは微妙な問題です。人によって感じ方が違うからです。しかし、だからこそ、気になりだしたらキリがないのかもしれません。「自分は臭っているのではないか？」という不安に苛《さいな》まれている人は意外に多いのです。

コンプレックスに足を引っ張らせるな！

男性美容整形に注目が集まる最大の理由は何かと言えば、実は、こうしたコンプレックスの問題なのです。

社会、人間関係が複雑化するなかで、現代人を苛むストレスはますます激しいものになっています。その上、面倒なコンプレックスを抱えていては、厳しいストレス社会を生き抜くことはとてもできません。

これまで日本で美容外科と言うと、どこか陰のある暗いイメージがつきまとっていました。しかし、美容外科先進国のアメリカでは、映画スターや大物アーティストなどが自ら美容外科手術を受けていることを公言してはばかりません。それは、自分の理想に近づくための努力を惜しまず、ポジティブに生きることを評価するお国柄だからでしょう。そこには、日本で感じられるような暗いイメージはまったくありません。

美容外科をどこかタブー視してきた日本は、まだまだアメリカ並みというわけにはいきませんが、それでもかなり改善されてきました。

第一、容姿やコンプレックスが、持って生まれた才能や可能性に影を落としているとしたらどうでしょう。こんな残念なことはありません。いっそのこと、コンプレックスの原因を取り除いてしまいたい。そう考えて当然です。

言い方を換えれば、美容外科はコンプレックスの解消に大いに役立つのです。

自分の体の気になる部分を治すことによって自信を取り戻し、一度しかない人生を生き生きと楽しみたい。そういうポジティブ・シンキングの表れなのです。

では、新しい可能性に向かって一歩を踏み出すには、どうすればいいでしょう。

まずは本書によって正しい知識を身につけ、そして信頼できる専門医を選ぶことです。

I

包茎とは何か？

悩んでいても始まらない

人に言えない深刻な悩み――性器に関する問題がまさにそれです。

男性の性器に関する悩みで一番多いのが包茎です。

ふだん人に見せない場所のことですから、それも仕方ないことかもしれません。親にも友人にも相談できず、一人うつうつと悩み続けて、コンプレックスになってしまっている人がかなりいるのではないでしょうか。

しかし、悶々としているだけでは問題は解決しません。放っておけばさまざまな病気の原因になってしまう可能性だってあるのです。

話を少し具体的にしましょう。男性の悩みの代表格は、包茎・早漏・短小です。

「セックスに自信がない」

「彼女を満足させられない」

こんな悩みを抱えた人に話を聞いてみると、実は包茎であることが多いようです。包茎は早漏や短小の原因ともなっているのです。

人間の体の成長は一八歳から二〇歳くらいで止まってしまいます。当然、生殖器の発達もほぼこの年齢で終了します。ですから、一八歳くらいまでにむけていないとすれば、これ以降に大きな変化があるとは考えにくいのです。

包茎なんて放っておいても自然に治るのでは……と思っている人がいます。

包茎で最も問題となるのは、長すぎる余分な皮ですが、急にペニスが大きく成長するわけではないし、皮が縮むということなどありえないので、放っておいても治りません。つまり、成人してしまえば包茎が自然に治ることはないと考えるべきです。

実は、日本人男性の半数以上が包茎だと言われています。そしてその七〜八割の人が治療を行っていると言われています。ですから決して珍しいものではないし、悩んだり恥ずかしがったりする必要はないのです。

しかし、問題の性質上、人に相談することもためらわれるし、病院に行く勇気を持てないでいる人が多いのです。そんなことでは、恋愛や結婚に消極的になるばかりでなく、前向きな人生を送ることはむずかしくなってしまうでしょう。

男の自信を取り戻すための第一歩として、まずは自分の状態を正しく把握することが重要です。包茎とはどんな状態を言うのか、詳しく見ておきましょう。

包茎とはどんな状態か？

包茎とは、簡単に言えば亀頭（陰茎先端部）が包皮で覆《おお》われている状態のことです。生まれたばかりの赤ん坊では誰もが包茎です。しかし、幼児から少年期に移るにしたがって包皮と亀頭の癒着《ゆちゃく》が取れ、勃起をくり返すうちに包皮の先端が伸びて大きくなり、青年期には亀頭が露出してきます。そして、勃起していない〝いつもの状態〟でも、皮がむけたままになります。これが成人男性の正常なペニスの姿です。

ところが、残念ですが大人になっても皮をかぶったままの人がいます。これが「包茎」と呼ばれる状態です。

包茎とは次の図をご覧になるとわかるように、「皮かむり」の程度によって次の三つのタイプに分けられます。

●真性包茎

普段も勃起時も常に皮をむくことができません。つまり皮の中に隠れている亀頭を見ることができません。包皮口が異常に狭いかもしくは亀頭と包皮がくっついてしまっている状態です。放置しておくと亀頭炎や包皮炎が継続的な症状として残ってしまう可能性もあります。それだけでなく亀頭と包皮の癒着が起こることもあります。正常なセックスも行えないため、早期の治療をお勧めいたします。治療法は手術しかありません。

●カントン包茎

普段は亀頭を露出することはできますが、勃起時に露出しようとすると、痛みを伴ったり、亀頭が締め付けられる違和感を感じたりします。軽度の症状の場合、これらの自覚がなく、微妙に狭い部分が亀頭のくびれに引っかかり亀頭が露出する場合があります。この場合、常に亀頭が露出しているため、包茎でないと勘違いしている人が多く見受けられます。性行為時などに皮膚が切れやすい方もその可

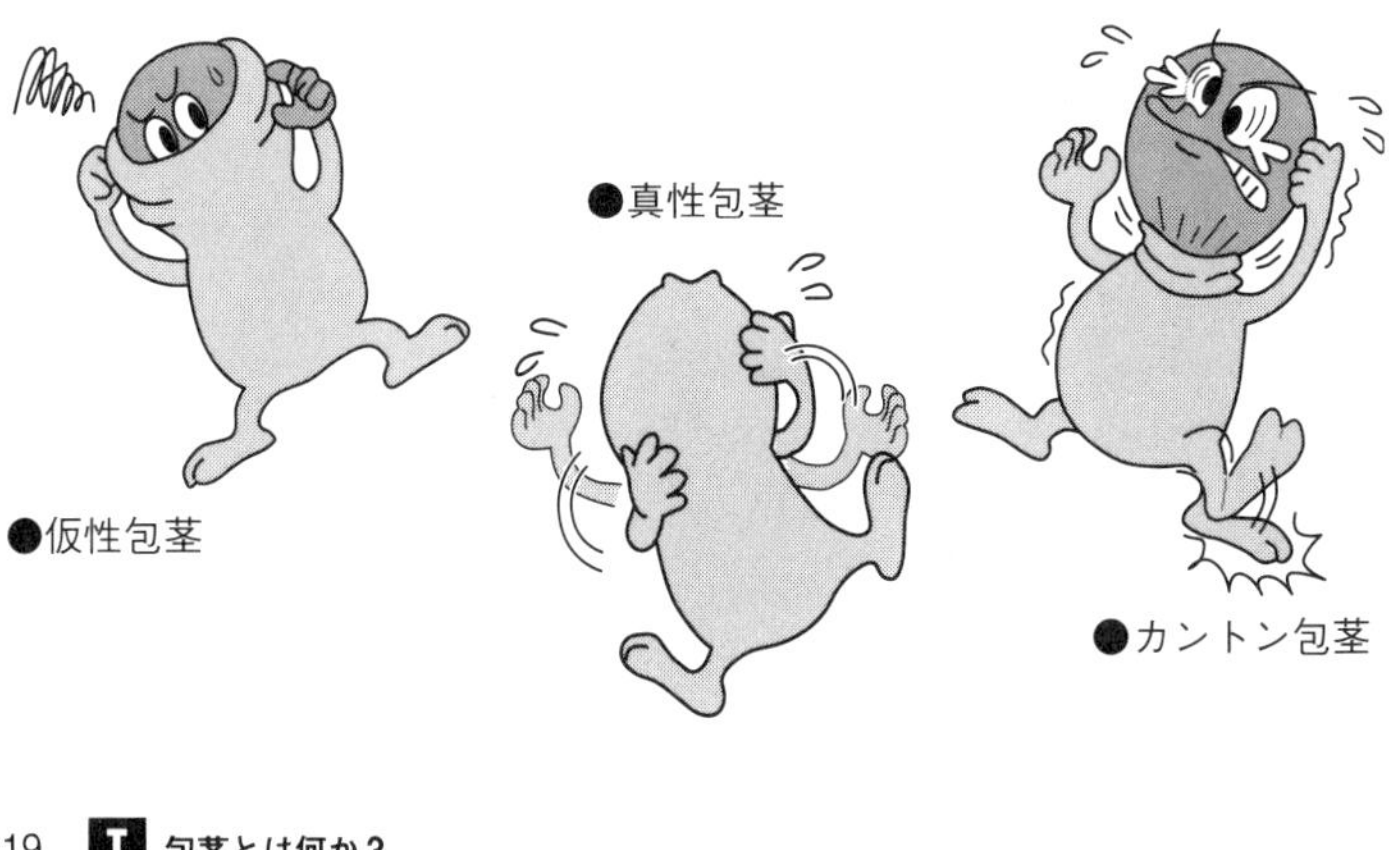

●カントン包茎
●真性包茎
●仮性包茎

能性があります。悪くすると鬱血状態になり、重大な事態になります。早期の手術などによる対応が必要です。

●仮性包茎

普段は亀頭が皮で覆われていますが、勃起時には亀頭が露出する状態をいいます。正常にセックスは行えますが、普段、露出していないことから亀頭が刺激に弱いため、早漏になりがちです。同時に亀頭粘膜も弱いため、むけた状態の人に比べ性感染症（＝性病）に感染する確率が高くなるようです（統計では数倍となっています）。亀頭が皮に覆われていることは大変不潔になりやすく、さまざまな病原菌を繁殖させる原因となります。仮性包茎が一番多い包茎のタイプです。

いずれも包皮が通常よりも長いという点は共通します。

まずは、自分がどの包茎のタイプかを知っておいてください。敵を知り己を知れば百戦危うからず、です。

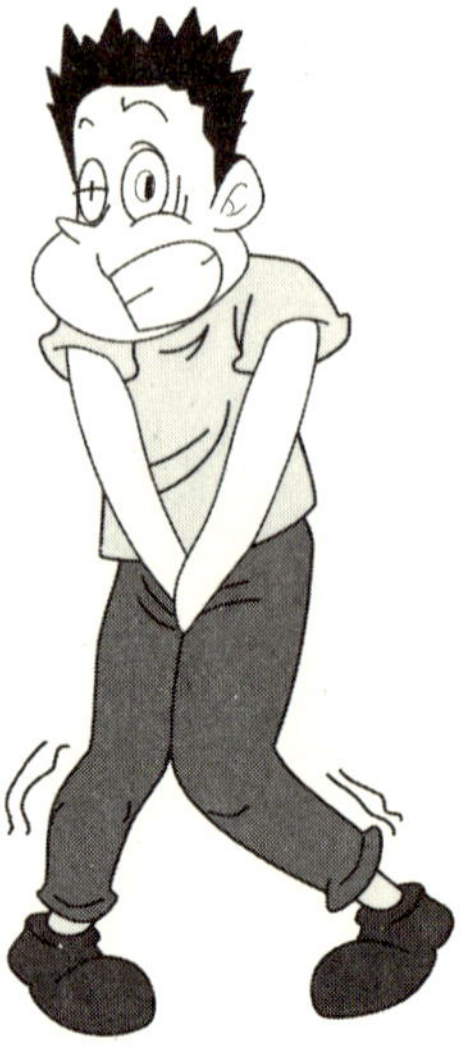

全世界共通、包茎は男の恥

日本では、包茎は昔から男の恥とされてきました。「皮かむり」という言葉は、「一人前になれない男」の代名詞のように使われています。

また、欧米では「割礼」といって、幼少時に包茎の手術をしてしまうケースが多いものです。中近東のイスラム教の諸国やユダヤ教の国では、宗教的な習慣として、現在でもこの「割礼」が行われています。こんな習慣があることは、洋の東西を問わず、「包茎」が男性にとってやっかいなものだと考えられきたことの証拠です。

男性器は、なにも排尿のためだけにあるのではないことはおわかりでしょう。生殖器官として種族保存という重要な役割を担っています。男性本人にとっても、またパートナーとなる女性にとっても、性の喜びの源泉となる器官となります。それが正常に機能しないとなると、男としての十分な責任を果たすことができなくなってしまいます。

包茎手術では長すぎる包皮を切り取るわけですから、手術自体は簡単です。最新の手術法ですと痛みもなく、傷痕も目立ちません。

すでに治療を終えた人に話を聞くと、ほとんどの人が「もっと早く治療を受けておけばよかった！」と嘆息を漏らされます。案ずるより産むが易し。少しの勇気で、大きな自信を手に入れることができるのです。

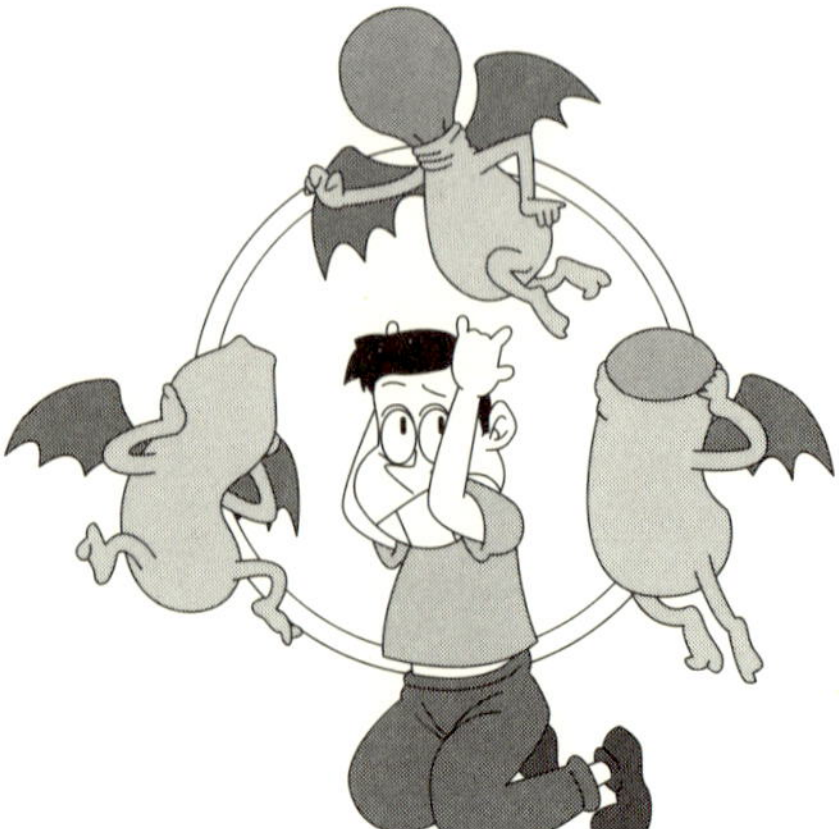

II

オトコを上げる方法！

包茎を放っておいたらどうなる？

放置することは「百害あって一利なし」です。自然に治ることはないし、包茎のままではさまざまな害があります。

早漏、臭い、性病、発育不全、短小、包皮炎、亀頭炎、尿道炎等、他にもさまざまあります。

包茎とは亀頭が余分な皮で覆われているため、亀頭の根元のところに恥垢がたまりやすく、不衛生になりがちです。これがウイルス、雑菌の温床となって、亀頭炎や包皮炎などさまざまな病気を引き起こすもとになるのです。

それればかりではありません。亀頭周辺にイボ状の突起物ができる尖圭《せんけい》コンジローム などの性病に感染しやすくなります。亀頭の粘膜も弱いため、梅毒やヘルペス等の粘膜感染する性病にも感染しやすく、また子宮ガンの原因となるウイルスを媒介するとも言われています。ですから、本人ばかりでなく、大切な人生のパートナーにとっても迷惑この上ない存在となるのです。

仮性包茎の場合も手術が必要

症状が軽いぶん、そのまま放置されてしまいがちなのが仮性包茎です。「いざという時にはちゃんとむけるし、セックスだってできる」と、そのままにしている人がかなりいるようです。

確かに仮性包茎は機能的に問題があるわけではないので、絶対に手術をしなければならないとは言えないでしょう。

しかし、平常時は亀頭が皮に覆われている点では仮性包茎といえども変わりません。ですから、そのままにしておくと正常な発育が阻害され、「短小」かつ「先細り」という男として恥ずかしい状態になりかねません。たとえそれを免れたとしても、「皮かむり」の過保護状態では「早漏」という現実が待っています。

不衛生になりやすいことは間違いなく、見た目にも「皮かむり」は悩みのタネになるでしょう。

仮性包茎といえど、甘く見てはいけません。

包茎のもたらす害について

包茎はさまざまな弊害をもたらします。しかし、男性として最も気になるのは、性的能力に与える影響についてでしょう。

ペニスが大きいか小さいかというのは、個人差があるもので、一概に大きければいいというものではありません。大きさではなく「性能で勝負」と言うこともできるでしょう。たとえ自慢できる逸物の持ち主でも、早漏であったり、勃起力が足りなければ役に立たないわけです。

しかし、皮をかぶったままでいれば、ペニスの成長が阻害されるばかりでなく、亀頭が先細り状態でカリ首がなく、いわゆるズンドウなペニスになってしまいます。

これでは、インサートしても女性の膣壁に与える刺激が弱くなって、「性能で勝負」することもできなくなってしまうでしょう。よく女性がペニス全体のサイズより、この冠状溝（カリ首の溝）の張り具合を気にするのにはこうした根拠があるのです。

もう一つ、早漏の問題があります。亀頭がいつも包皮に覆われて過保護になっているため、亀頭の粘膜が敏感になっているのです。刺激に弱く、情けないことに「すぐイってしまう」わけです。こんなことでは、女性を満足させることはできません。

亀頭の表面はくちびるによく似た粘膜で、とても敏感です。くちびるの粘膜は、外側の部分と、口の中の部分とでは、刺激に対する強さが異なります。亀頭表面の粘膜も、これに似ていて、常に露出しているか皮に覆われて隠れているかでは、刺激に対する強さは大きく異なってきます。

早漏が若い人だけの悩みだと思っていると、とんでもない間違いです。三〇代、四〇代の人でも、包茎ゆえの早漏に悩んでいる人は多いものです。

この年齢に達した男性でしたら、さまざまな経験も積み、豊かなセックスライフを送れるはずです。ところが、仮性包茎を原因とする早漏の場合、粘膜の過敏に原因があるわけですから、いかに経験を積もうが、大きな進歩は望めません。

包茎は早漏や短小の原因である以前に、「皮かむり」という見た目だけでも男の自信を喪失させせ

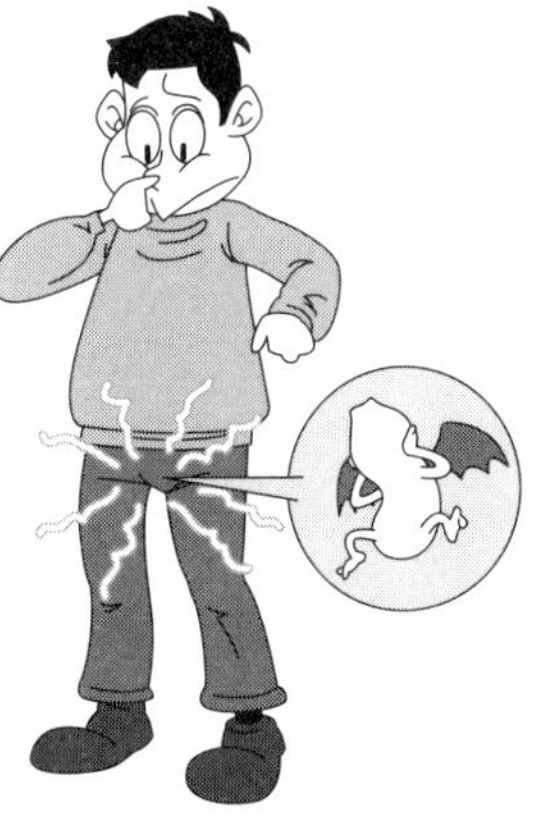

るのに十分です。「こんな姿を見られたら、一人前の男として認めてもらえないのではないか」という不安です。

たとえばセックスの後、彼女に包茎であることを知られたくなくて前を隠したり、わずらわしさがいつまでもつきまといます。

ニオイの問題もあります。包茎は不潔になりやすく、ちょっと油断するとアカ（恥垢）がたまって悪臭の原因になります。これも女性に嫌われる原因となる可能性大です。

三〇代前半の既婚者の例を紹介しましょう。

独身時代から包茎に悩んでいて、なるべく皮をむいた状態にしていたのですが、自然と元に戻ってしまう、典型的な仮性包茎です。

セックスでは、最初はむけた状態で挿入していても、しばらく経てば皮を被《かぶ》ってしまい、自分も刺激が少なく、当然のごとく相手にも刺激がいかないありさま……いろいろ工夫はしても、結局皮かぶりは皮かぶりのままで、彼女にも嫌がられてしまいセックスに対してコンプレックスを抱くようになってしまったのです。

そこで、思い切って包茎の手術を受けたわけですが、常に皮がむけていて亀頭が露出していることに、本人は大感動！

「セックスに自信がつきました。私自信、刺激を受けやすくなりましたし、彼女にもより刺激を与えることができるようになり、お互い満足感を得ることができるようになりました。それだけではありません。衛生的にもアカがたまらず、臭いもしなくなりました。今まで持っていたセックスに対するコンプレックスから解放されました。もっと早くに包茎手術を受けていればよかったと思っています」

「オレは包茎が治った」という精神面の解放感が大きいようです。長年の性的コンプレックスから解放されたことが、セックスの自信につながってくるのです。この自信がまた、さらに充実したセックスライフを可能にし、それがまた男としての自信につながる……。良い方向に流れ出せば、もう心配いりません。

●包茎は〝性病〟に感染しやすい

これまでも、包茎と性病の関わりについては調べられてきました。性病といえば「梅毒」「淋病」「軟性下疳《げかん》」「鼠径部《そけいぶ》リンパ肉芽腫」が四大性病とされてきました。

けれども、近年の、性の多様化にともない、性病にまつわる感染経路や病原体の幅の広がりから、昔ながらの性病の範囲では収まりきらなくなってきました。それで、最近ではＳＴＤ（性感染症）と呼ばれるようになっています。この中には、エイズも含まれています。

なかでも包茎の人に多いのが、尖圭コンジロームという性感染症です。包茎の人は亀頭の根元のところに恥垢がたまりやすく、そこが雑菌の温床となって亀頭包皮炎などの炎症を起こしたり、尖圭コンジロームやクラミジアに感染しやすくなるのです。

包茎の人に尖圭コンジロームが多いのは、この症状が包皮にかくれているような部分に生じるところからみて、空気にふれたり、乾燥したところには住みつきにくいウイルスであるらしいのです。包茎の人が感染すると、亀頭の根元は皮がかぶった状態で湿っているために、病原体が繁殖しやすく、治りづらくなるわけです。また、尖圭コンジロームは治療がすんだ後でも再発しやすく、再発をくり返すような場合には包茎の手術をしてしまうと再発が止まるということがあります。つまり、ウイルスの住みにくい環境をつくることになるからでしょう。

尖圭コンジロームの症状は、亀頭の根元に小さなイボイボができ、ニキビのような状態となります。

また、クラミジアは非淋菌性尿道炎の原因となるもので、排尿痛があり、尿道から膿が出るようになります。女性の場合には自覚症状がほとんどありません。

そして、困ったことには、いま、女性の間でこのクラミジア、尖圭コンジロームが急増しているのです。

それから、一九九四年八月に横浜で開催された「世界エイズ会議」で、包茎はエイズにかかりやすいというショッキングな報告がされて話題になりました。

これはカナダのアラン・ドナルド教授が、アフリカのケニアの男性二千人を調査したもので、包茎のエイズ感染者は包茎でない人の二、三倍になっているというものです。そして「包茎のままだとエイズ

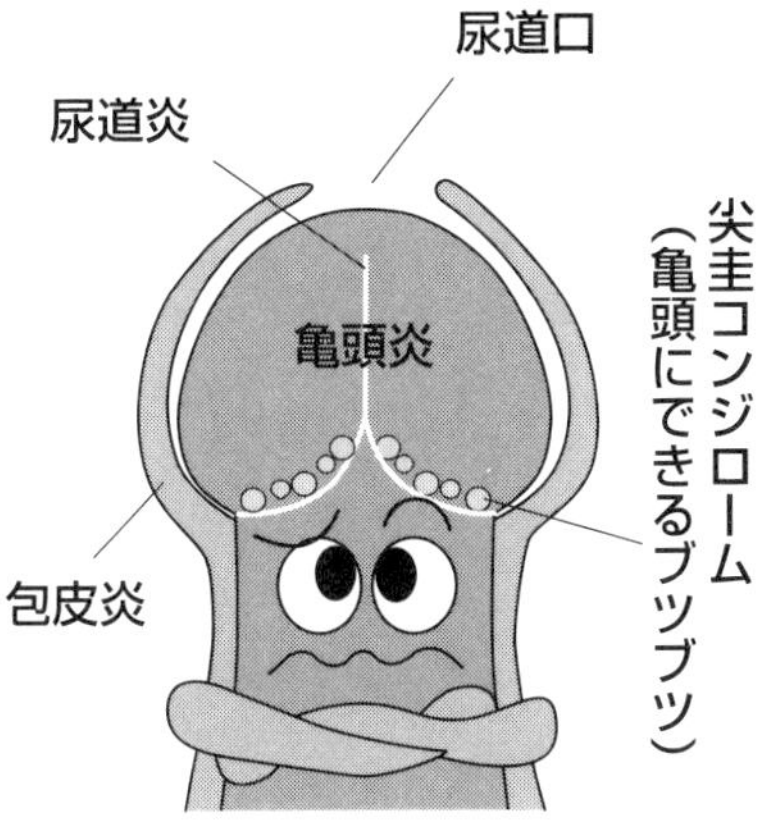

・梅毒
・淋病
・軟性下疳
・鼠径部リンパ肉芽腫
・HIV
・非淋菌性尿道炎
・毛虱
・ヘルペス
・カンジタ
・尖圭コンジロームなど

に感染する可能性が高い」と結論づけています。

ドキッとさせられた人も多い研究報告でした。

また、包茎の人はこうしたＳＴＤばかりでなく、男性なら陰茎ガン、パートナーの女性にあっては子宮頸ガンの誘発原因になっているという説が有力です。

やはり、包茎はきちんと手術で治すのが一番ということになります。

手術をするべきかどうか悩んでいます

ここまで読んでこられた方には、包茎は放置しておいてはいけないということがすでにおわかりだと思います。しかし、どうやって治したらいいかというと、迷う人も多いでしょう。

すでに述べましたように、「真性包茎」「カントン包茎」の場合は、すぐにでも手術を受けることが必要です。

ですから、迷うのは「仮性包茎」の方でしょう。

そういう方には、はっきりと申し上げなければなりません。いくら仮性とはいえ、包茎であることには違いはないのです。包茎は「百害あって一利なし」。迷うくらいならきちんと治すべきです。そして、きっちり治すには、手術するしかありません。

雑誌などを開くと、切らずに治す包茎治療グッズなどの宣伝が掲載されているのを見ることがあります。本当に治るのならいいのですが、イカサマまがいのものも多く、医学的におすすめできるものではありません。

包茎は治したい、しかし、いざ「手術」となると不安なものです。場所が場所だけに、たとえ皮一枚とは言え、メスを入れたくないと思うのが当然でしょう。「手術は痛いのではないか」「手術の痕はどんなふうになるのか」といろいろと心配はつきないでしょう。

包茎手術は非常に歴史も長く、古くから行われてきた手術です。しかし、ただ単にカットして縫い合わせるだけといったもので、手術時の麻酔法や仕上がり具合に対して十分な配慮がなされていたとは言えませんでした。

しかし、医療技術もどんどん進歩しています。安全で、痛みがなく、手術後の傷痕も目立たない手術法が開発されています。

どんな手術をするのでしょう？　本当に痛くないのでしょうか？

数年前から行われている「亀頭直下埋没法」について紹介しましょう。これは、従来の手術法の欠点を修正した、画期的な手術法です。美容外科学会で発表されて、多くの注目を集めました。

泌尿器科、形成外科、美容外科の知識を結集し、さらに痛みの軽減に力点を置いて考案された方法です。つまり、痛くない、治療痕がキレイ、目立たない、という理想的な手術法なのです。

●診察・カウンセリング

人それぞれの違いにあった最善の治療法を診察により選択します。実際の治療法や、術中・術後の処

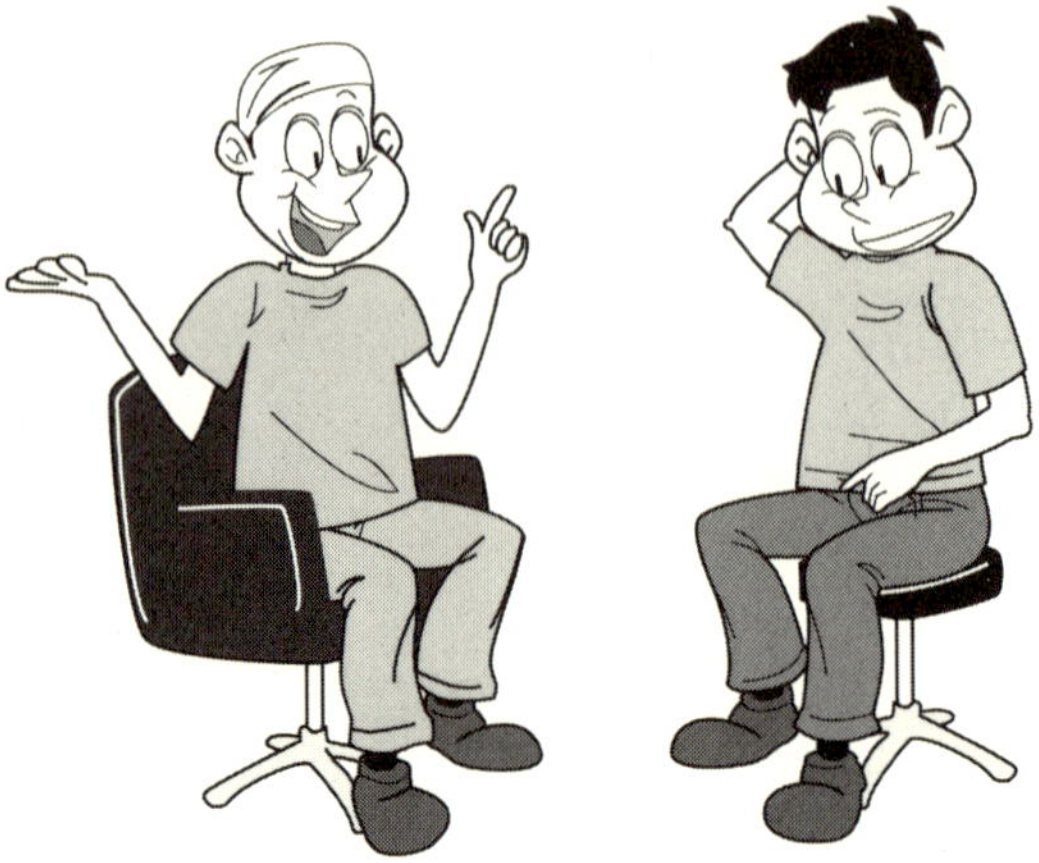

置やケア、生活する上で守るべきことなど、手術についての不安や悩みを納得いただけるまでカウンセリングを行います。

●手術の手順

ペニスは、人によって姿形、そして勃起率が異なります。そこで、長さ、太さ、皮膚の厚みそれぞれの特徴を考慮して、その人に合った仕上がりをデザインすることから始めます。

まず、勃起時のペニスの状態を想定して、余分な包皮の長さを数ミリ単位まで計測します。切り取るのが長すぎても短すぎてもいけません。そして、冠状溝の下一ミリ程度のところから余剰包皮の長さを計測し、プランを立てます。その際、性感帯となる包皮小帯は、最大限残すようにデザインします。

背　後
（上から見た図）

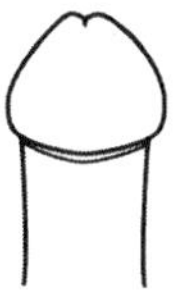

腹　後
（下から見た図）

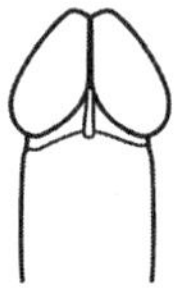

▼背側は
亀頭に近く

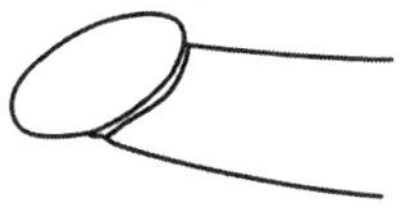

▲腹側は亀頭より
やや離して縫合する

●痛くない手術

手術の前に麻酔をします。歯科でも使われている局所麻酔薬で神経ブロックを行い、続いて余っている包皮部分に麻酔を行います。二段階で慎重に麻酔を施すことにより、無痛での手術を可能にします。

●仕上がり

「亀頭直下埋没法」ですと、包皮が反転している部分に傷痕が隠れるため、自然にむけた感じになり、手術をしたことがほとんど分かりません。従来の手術法のように縫い跡が目立ったり、縫合部が亀頭から何センチも下がっているために色が二色に分かれるツートンカラーになったりといった醜い仕上がりになることはありません。

●手術後の経過

手術後、約三週間ほどで縫い合わせた糸は自然に溶けてなくなります。このとき、すでに表面の傷は治っています。性行為はもう一〜二週間我慢してください。この期間に傷は

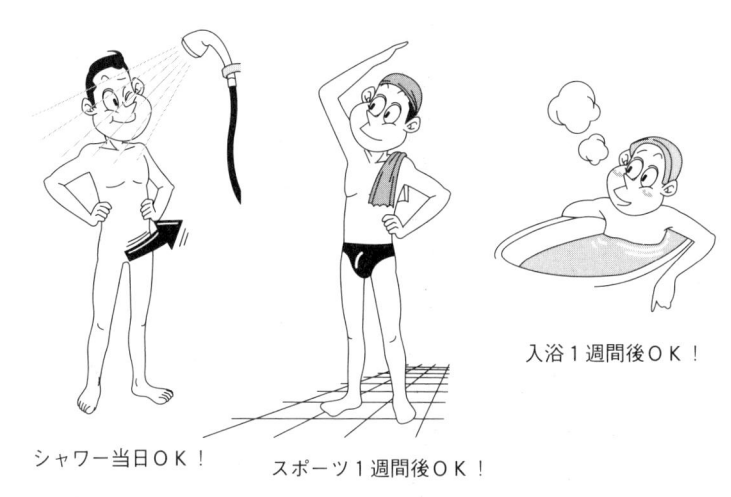

シャワー当日ＯＫ！

スポーツ１週間後ＯＫ！

入浴１週間後ＯＫ！

※個人差や症状によって術後の経過は変わってきます

完治しています。

手術後の注意すべきこととしては、患部を清潔にすること、一週間くらいはアルコール摂取や激しい運動を避けることです。入浴も一週間ほど避けましょう。濡らさなければシャワー程度ならいいでしょう。

これらの注意事項を守れば、日常生活に支障はありません。激しい肉体労働でなければ、手術当日からでも仕事をすることが可能です。

包茎の手術は何歳からできるのでしょう？

特に何歳からという規制はありません。ただし、どこの病院でもそうですが、原則的には二〇歳未満の人は保護者の同意が必要となります。成育不全を防ぐことができますので、早期に治療を受けたほうが将来的に好ましいと言えます。

メスを使わない手術方法とはどんな方法？

程度の軽い包茎であれば、「スキンケア式包皮固定埋没法」で切らずに治すことも可能です。これは、皮膚の内側の組織を糸で数カ所固定し、皮の余りを根本側によせる方法です。ただし、この方法の場合、適用範囲が狭く、仮性包茎で包皮の余りも少ない方に限定されます。あくまでも余分な包皮を取り除いているわけではありませんので、完全な包茎手術とは言えず、元に戻る可能性があることを理解しておく必要があります。

短小・早漏は包茎の手術で治りますか？

まずは包茎を治すことが先決でしょう。短小、早漏ともに包茎が原因の一つになっているかもしれないからです。

早漏に関して言えば、適切な包茎手術を受ければ、次第に早漏が治っていく可能性大です。包茎の人は亀頭がいつも皮で覆われているために、とても過敏になっています。そのため刺激に弱く、すぐ射精してしまうという結果となります。包茎治療が済めば亀頭が普段から露出されるようになりますから、次第に過敏性が失われ、刺激に強くなっていきます。

短小の場合は微妙です。人間は成人してしまえば性器だけ大きくなることはありません。成長が終わっていない早い時期に包茎を治せば、包皮がかぶっていることでの成育不全が解消され、短小になることを避けられる可能性はあります。

短小・早漏の悩みを解消されたい方は、包茎治療と同時に長茎術や亀頭へのヒアルロン酸注入などをするといったより直接的な男性器改造を考えてみてはいかがでしょう。

早漏・短小・先細りの悩み、コンプレックス解消の良い方法

包茎に次いで世の男性を悩ませるのは、早漏・短小・先細りに関する悩みです。

友人同士の裸の付き合いで、つい股間を見比べたりして、自分のペニスのサイズを気にする男性が多いのではないでしょうか。

人の顔がさまざまなように、男性シンボルも、そのサイズ・色・形はさまざまです。「こうでなければいけない」という決まりはありません。しかしまた、本音を言えば、「太く・長く・強くなりたい」というのが、世の男性の理想とするところであります。何より、恋人や奥さんにセックスで満足を与えられていないとしたら……。

女性はセックスの時、男性のペニスのピストン運動によって、ヴァギナが刺激を受けて快感を得るわけです。そして最もヴァギナを刺激しているのが亀頭です。ことにピストン運動で引く時に、亀頭のカリ首が高ければ、それだけ膣壁への刺激が強くなり、女性は快感を得て、オルガスムスへのぼりつめていけるのです。ところが、細いとかカリ首が低い先細りのペニスでは、膣壁に刺激を与えられず女性に満足を与えることができなくなって

しまいます。

そこで、どうもセックスに自信がないとか、衰えを感じていたり、あるいはもっとセックスに強くなりたいとお考えなら、次のような方法を考えてみてはいかがでしょう。

まずは自分に合った「パワーアップ作戦」が何かを知ることが大切です。

●亀頭増大・強化術

亀頭が小さく、カリ首が低いという先細りペニスでは、女性を満足させることはむずかしくなります。それに加えて、亀頭が小さいと、どうしてもペニス全体が小さく見えてしまいます。

亀頭増大・増強には、亀頭部にコラーゲン（動物性タンパク質）を注入する方法が一般的です。シン

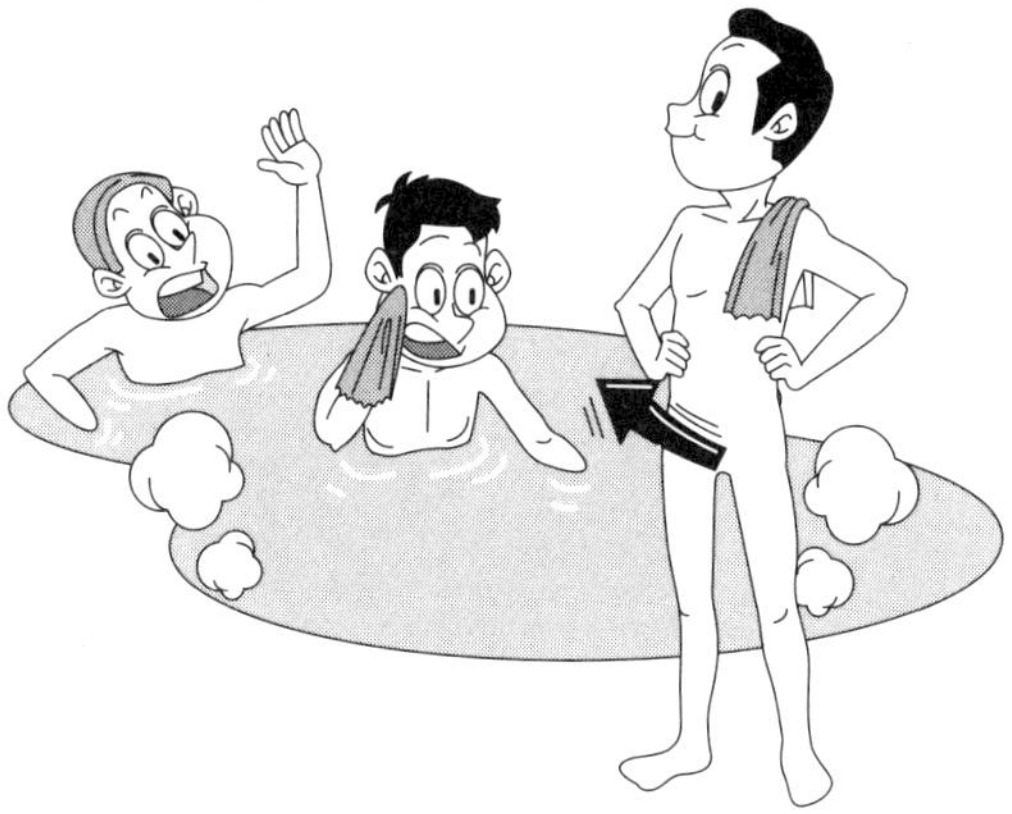

プルな方法ですが、亀頭の張りと硬さをアップさせ、性感の持続力アップが可能です。つまり、早漏防止になるわけです。

実は、注入されたコラーゲンはしだいに吸収されてしまうので、直接的な増大効果は時とともに失われます。しかし、強化という意味合いであれば、一度の治療で十分な効果が期待できます。コラーゲンを亀頭に注入することで、亀頭部は硬くなり、結果として早漏の原因となる過敏性が緩和されるからです。

コラーゲンは人体に影響がなく、注入時間もわずか一〇分ほどで終わります。

コラーゲンではなく、腹部などの自分の脂肪を取り、それを亀頭に注入して大きくする方法もありますが、最近では次に紹介するダーマライブ注入法が注目されています。

●亀頭増大・増強の決め手はダーマライブ注入

コラーゲンの欠点を補ったのが、ダーマライブ注入による亀頭増大・増強術です。

ダーマライブを亀頭周辺に注入することにより、亀頭の張りと硬さをアップさせるばかりでなく、カリ首の高いボリュームある亀頭を実現するのです。

ダーマライブは、ヒアルロン酸六割、アクリルハイドロジェル四割の混合物です。このうち、アクリルハイドロジェルは柔軟性に富んだ物質ですが、人体に吸収されてしまうことはありません。

アクリルハイドロジェルは、美容外科の分野だけでなく、眼科の白内障手術などで眼球内に永久に埋めこむ人工レンズとして使用されている素材で、安全性については心配ありません。

一方のヒアルロン酸は、アクリルハイドロジェルと違い、一週間～一年間ほどで人体に吸収されてしまいますが、亀頭の張りと硬さをアップさせることに効果があります。もともと体内に存在し、肌のハリや弾力を保つのに欠かせない成分です。顔のシワを消したり、輪郭を整えたりと、美容外科のさまざまな分野ですでに大活躍しています。

〝より大きく、より強く〟という男の理想を実現する上で、ダーマライブ注入は現在のところ最高のパフォーマンスを発揮する方法です。

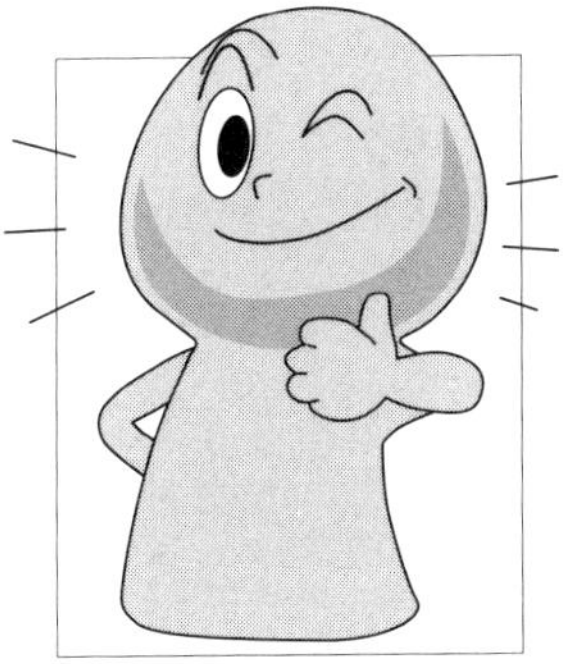

亀頭増大・増強術

●陰茎増大術

ペニスを太くする手術は、自分の脂肪を注入する方法が行われています。

平常時に小さくなり見栄えが気になるという方には、この方法がいいでしょう。

亀頭への脂肪注入と同じで、ある程度吸収されてしまいますが、かなりの割合で残りますので効果的です。細くて、亀頭のカリ首が低いタイプの人には、同時に亀頭増大・増強術も受ければ、さらに大きな効果が期待できるでしょう。

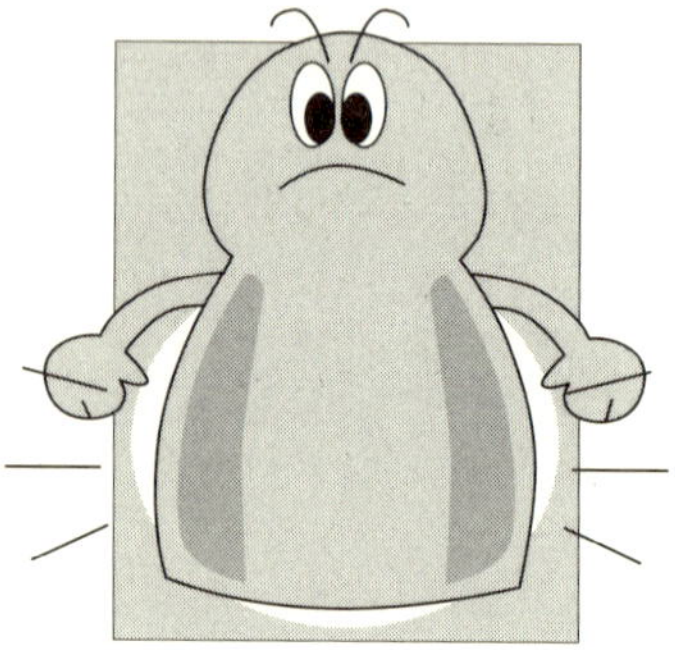

陰茎増大術

●長茎術

太っている、いないにかかわらず、短小で気になっている人、縮こまりやすい人には、「埋没陰茎長茎術」という手術を行います。つまり、体に埋没しているペニスを引き出し、埋まらないよう止める方法で、個人差はありますが、二センチから五センチは長くすることができます。

ところが、極端に短くて問題になるケースとして、「肥満型包茎」があります。以前は包茎ではなかった人でも、急に太ったために包茎になってしまった場合がそうです。

つまり、お腹が出てきたため、だんだんとお腹の皮膚が下がってきて、ペニスが脂肪に埋まってしまう状態になるわけです。こうなると、セックスにも不都合が生じるようになってしまいます。

この場合は「下腹部脂肪吸引式長茎術」、つまり腹部の脂肪を吸引して、結果、下腹部に隠れているペニスを引き出して長くする手術法を行います。長茎術と脂肪吸引術を併用するので効果は高いと言えます。

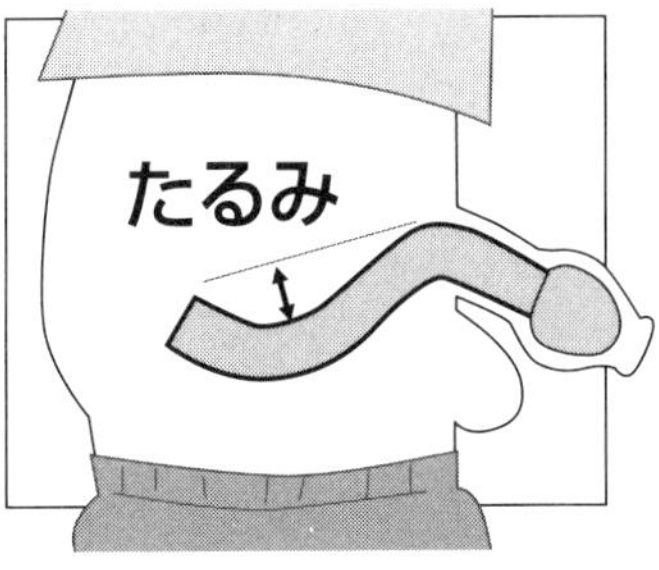

手術前

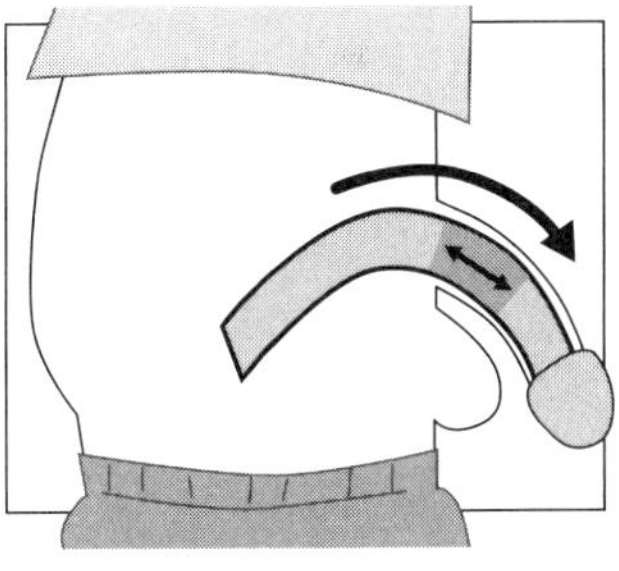
手術後

●シリコンボール挿入術

たとえ細めで先細りのペニスでも女性を喜ばせることができるようになるのが、「ソフトシリコンボール挿入術」です。

安全・確実にペニスが強化され、男としての自信が復活し、男としての責務を果たすことができるはずです。

「ソフトシリコンボール挿入術」は、だいたい耳たぶと同じくらいの硬さの球状のシリコンを陰茎部に挿入していきます。シリコンは、医療用にさまざまに応用されている素材で、永久に入れたままにしておけるものです。

また、その形状もペニスに違和感がないように工夫されています。多少大きめのものを入れても、違和感はほとんどといっていいほどありません。大き

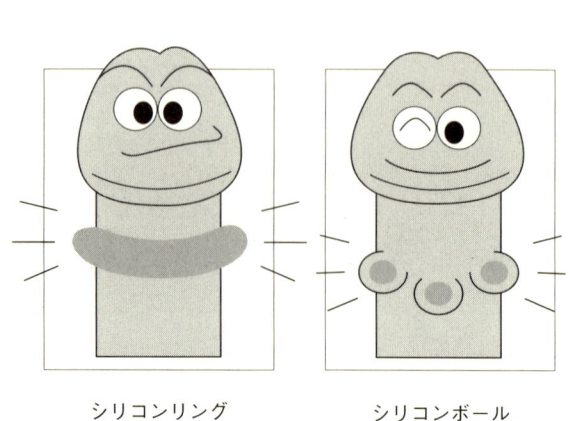

シリコンリング

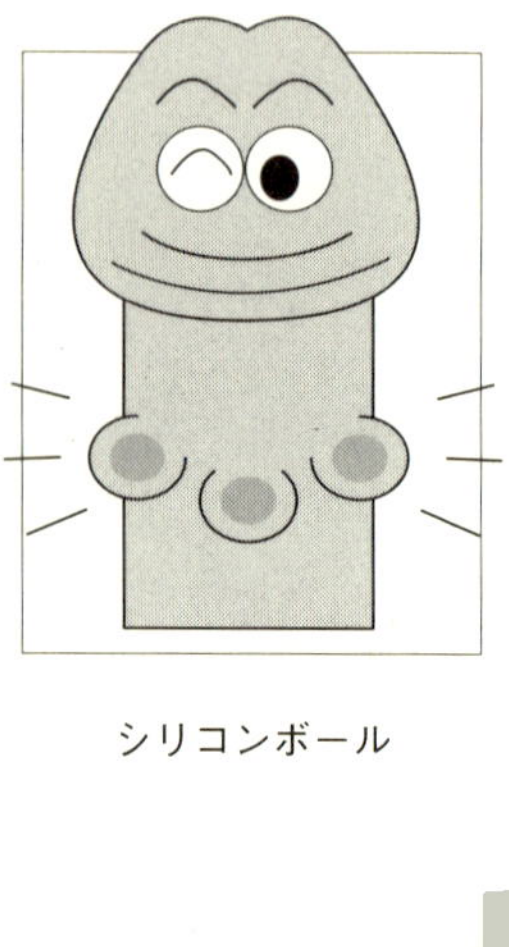

シリコンボール

さは六～一〇ミリほどです。

その上、普通の状態ですとほとんど目立ちません。勃起すると盛り上がり、セックスの際、女性の膣壁を刺激するわけです。手術で簡単に取り出すことはできますが、まずそんな人はいません。逆に追加を希望する人がほとんどです。

手術に入る前に、まずカウンセリングで、入れる位置、大きさ、数を決めます。ペニスには個人差があり、その人の大きさや太さに合わせてシリコンボールのサイズ、数を決め、デザインしていきます。

手術は局所麻酔で行います。手術時間は、個数にもよりますが、二〇分ほどで済みます。手術後の経過や注意事項は包茎の手術と同じです。

パイプカット治療、男性機能に支障はありませんか？

世間ではさまざまな解釈がなされているようですが、正しい知識を身に付けてほしいものです。

避妊の問題は、セックスでかなり大きな比重を占めています。

日本では、避妊法としてはコンドームが最も一般的でしょう。しかし、コンドームには特有のわずらわしさがありますし、使用法を間違えると妊娠の可能性だってゼロではありません。

そこで、より確実な避妊法として、パイプカットはどうかな？　と考えている人も多いようです。

パイプカットは、子育てもすんで、もう子供を作る必要がないという人におすすめできる、一〇〇パーセント確実な避妊法です。

男性が簡単な手術を受ける必要がありますが、その後は、男性も女性も避妊のわずらわしさから完全に解放されます。

ところで、パイプカットをすると、「精力が落ちるんじゃないか」とか、「勃起不全になるんじゃないか」などと心配する人があるようです。しかし、それはまったくの誤解です。

パイプカットという避妊手術は、正しくは「精管結紮《せいかんけっさつ》」と言います。精管（精子を送り出す管）を縛って切り離すわけですが、男性ホルモンの生産される量は、手術をしても変わりません。精管と男性ホルモンが分泌されるところとは直接関係がないのですから当然です。ですから、精力が落ちたり、性的能力が衰えたりすることはありません。

また、パイプカットすると、射精しなくなると考える方もいるようですが、これも間違いです。手術前とまったく同様に射精します。もちろん、射精された精液には精子は混ざっていませんが、精液の外見は手術前とまったく同じです。

というのも、もともと陰嚢でつくられる精子と精嚢腺や尿道でつくられる精漿という白色のドロッとした液体が混じって精液となって出てくるのです。精管だけを切り離すわけですから、パイプカットしたことによって射精しなくなったり、絶頂感（射精感）が失われたりする心配はありません。

逆に、妊娠の心配がなくなり、快感が高まったり、精力的になったという男性もいるほどです。

また、パートナーとなる女性の不感症が治ったというケースすらあります。それまで、妊娠の可能性が不安感となって、思うような快感を得ることを妨げていたのです。

ただし、パイプカットは優生保護法による男性の避妊手術ですので、

1　三〇歳以上であること

2　結婚していること

3　子供が一人以上いること
4　奥様が同意していること
の四つの条件を満たした方でないと手術を受けることはできません。

●パイプカット手術の実際

陰嚢の裏を少しだけ切って中にある精管を切断して確実に糸でしばり、精子の流出を止めてしまうのがこの手術です。

手術時間は三〇分くらいです。局所麻酔で行われます。麻酔をする時にチクッとした痛みがあるだけで、手術中も手術後も特に痛みがひどくなるようなことはありません。もちろん、入院も不要です。

●手術後の注意事項

手術後一週間で抜糸をしますが、抜糸まで入浴はシャワーだけにして湯船につかることは避けてください。抜糸不要の、自然に溶ける糸で縫合することもできます。

手術後二週間は、セックスやマスターベーションはひかえましょう。

注意しなければならないのは、手術後しばらくは精液の中に精子が残っていて、妊娠する可能性があることです。マスターベーションなどによって、残っていた精子を含む精液を排出するようにします。手術後一ヵ月以降に精液検査をし、精子が出ていないことを確認すれば安心でしょう。もう、面倒な避妊の必要がなくなりました。

ただし、元に戻すことはできません。術後一年くらいまでであれば、精管をつなげる手術によって再び妊娠させる能力が戻る可能性はありますが、それも確実ではありません。そして、年を経るほどに再生できる確率は低くなり、五年以上たつと、精子をつくる機能は停止してしまいます。

ですから手術を受ける前に、パートナーとよく相談してから決めてください。

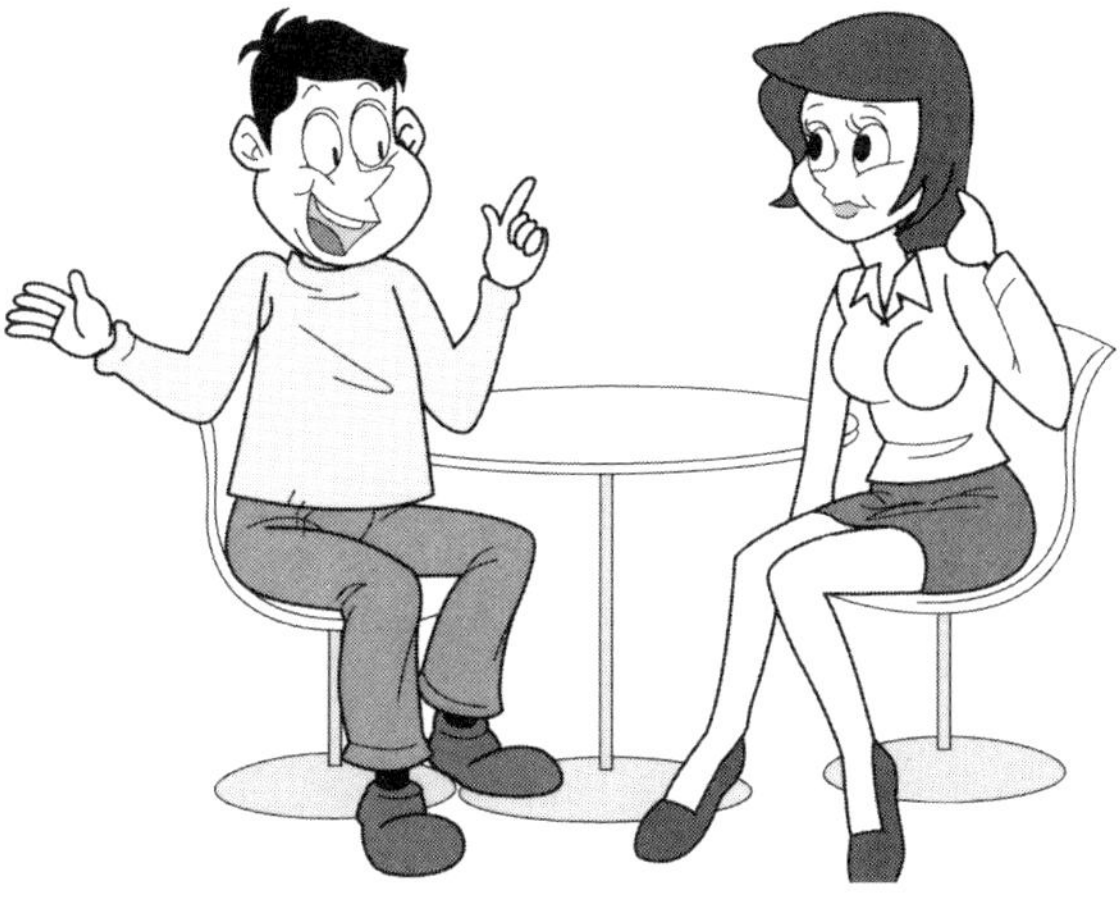

III

「治療して良かった!」体験者の声

もうコソコソ隠さなくてもよくなった！

（S・Hさん　二一歳・学生）

以前は、包茎が知られたら彼女に嫌われるんじゃないかと思って、気が気じゃありませんでした。彼女からモーションをかけられても躊躇してしまい、なんとなく気まずい雰囲気になることもありました。

友人同士でサウナや風呂に入っても、タオルで前を隠したり、公衆トイレなどでも人に見られないよう、さりげなく隠すようにしていました。

これはなんとかしなくてはいけない！　と手術を受けることを決意しました。手術はアッという間に終わり、あんなに悩んでいたのは何だったんだろうっていう感じです。その後、彼女とはいたって順調、デートがさらに楽しみになりました。何と言っても、もう隠す必要がなくなったのですから。

セックスに自信がついた！

（N・Hさん　二六歳・会社員）

私は包茎でさらに早漏のため、セックスも彼女を満足させることができず悩んでいました。これでは彼女のためにも、自分のためにも良くないと思い、包茎と増大治療を受けました。

治療後、彼女と久しぶりに会ってセックスをした後のことです。

「すごく良かったわ。急にどうしたの？」（彼女の満足そうな笑顔を見て、感激！）

彼女のためにも、自分のためにも思い切って治療を受けて本当によかったとつくづく思っています。

持久力がついただけでなく、間違いなく強くなってます。自分で自分を褒めてやりたい！

これまでセックスに対して尻込みしていたのが、信じられないと思われてくる今日この頃です。

日常生活でも自信満々

（K・Iさん　三五歳・会社員）

会社の同僚が、なんだか急に女性に対して積極的になったんです。

彼は年も年なので、お腹には多くの脂肪を抱えていて、お世辞にもモテるとは言えません。ところがこの変わりようでしたので、どうしたんだろうと思って聞いてみたら、初めはしぶっていましたが、長茎手術を受けたって白状しました。今まで埋没していたペニスが露出し、人に見せても恥ずかしくなくなり、それと同時に女性に対する以外のことでもいろいろな面で積極性が出てきたということだったのです。

彼は私と同い年ですが、今後の人生はきっと充実したものになるでしょう。私も治療を受けてみようかと考えています。

早漏が治って最高です

（A・Jさん　二四歳・運送業）

俗に「三こすり半」と言いますが、私がそれでした。インサートしたと思ったら、アッという間に終わってしまうのです。彼女も、はじめのうちは「次は大丈夫よ」という感じで慰めてくれていましたが、次第にあきれられるやら、馬鹿にされるやら……結局別れることになりました。

学生時代から体力には自信があり、包茎と言っても、簡単にムケるし、自分の場合放っておいても平気だと思っていました。ところがお恥ずかしいのですが、相変わらず早いのです。新しい彼女もできたのですが、また逃げられました。

包茎を治そうと思いはじめたのは最近のことです。病院へ行く勇気がなかったのです。

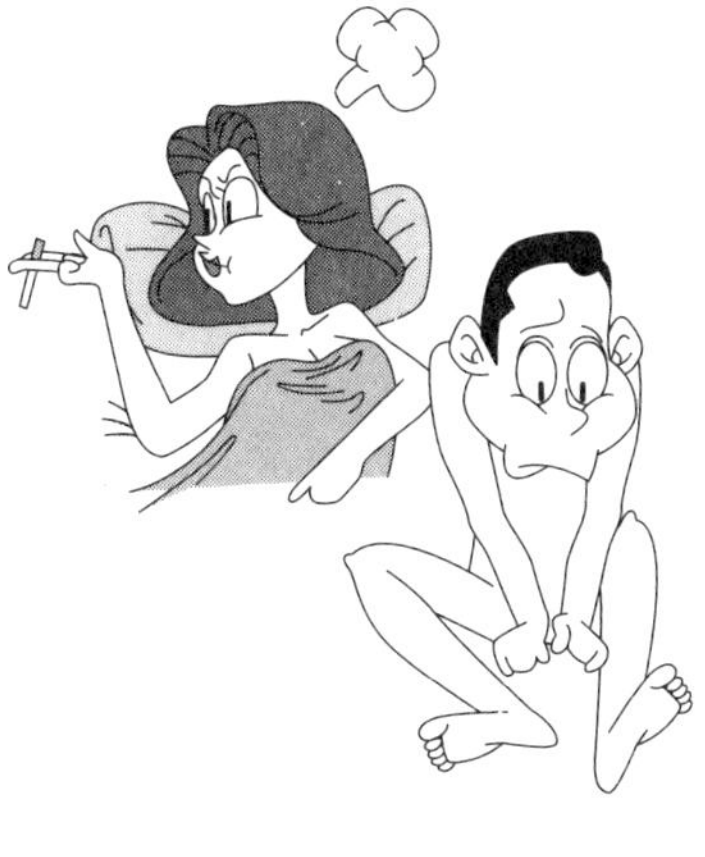

手術の結果は最高でした。効果は絶大で、コンプレックスからすっかり解放されました。今では、新しい彼女ができて、彼女も満足してくれています。やっぱり長続きが一番ですね。

生まれ変わったペニスに感激

（A・Eさん　二四歳・運送業）

僕の包茎は自分でもかなり重症じゃないかと思っていました。勃起がおさまるとすぐに皮が被《かぶ》ってしまい、普段からできるだけ露出しておこうとするのですが、気がつくとすっぽりとかくれてしまうのです。

いつもジメジメと汚れてイヤなニオイを発していました。

なかなかガールフレンドもできませんでした。

手術後、生まれ変わった自分のペニスを見て「ああ、これなら堂々としていられる」と思い、今では感謝の念でいっぱいです。

やっぱりムケてるのが一番

（O・Tさん　二八歳・会社員）

いつでも、皮がムケている状態っていいですよね。今までは、別に仮性包茎でもいいやと思ってたんだけど、やっぱり全然違います。常に刺激を受けて鍛えられるせいか、セックスの時の持続力が各段によくなりましたね。

ボッキしてない時の見た目もキレイな感じだし、やっぱ包茎手術を受けてよかったです。予想外だったのが、皮に陰毛を巻き込んで痛い思いをすることがなくなったことです。治ってみて改めて思い知らされたのですが、あれには何度もうっとおしい思いをさせられていたんですね。

こんなにすっきりするなんて、思いもしませんでした。

亀頭増大の威力

（W・Kさん　四二歳・自営業）

私は亀頭が小ぶりで、ペニス全体が先細りに見えるのです。何とも貧弱な印象でした。良い方法はないものかと、少し調べてみましたが、一時的に大きくする方法はあっても、しばらくすると元に戻ってしまうらしいので、あきらめていました。

ところが、ダーマライブ注入法のことを聞いたので、来院し治療を受けました。治療はとても簡単に短時間で終わり、あっけなかったのですが、効果は評判通りで、「あんな簡単な治療でこの効果！」と喜んでいます。

亀頭が大きくなった分、セックス時に膣壁によくカリが当たるのが実感できるのです。我々夫婦のマンネリ脱却に、一役買ってくれました。

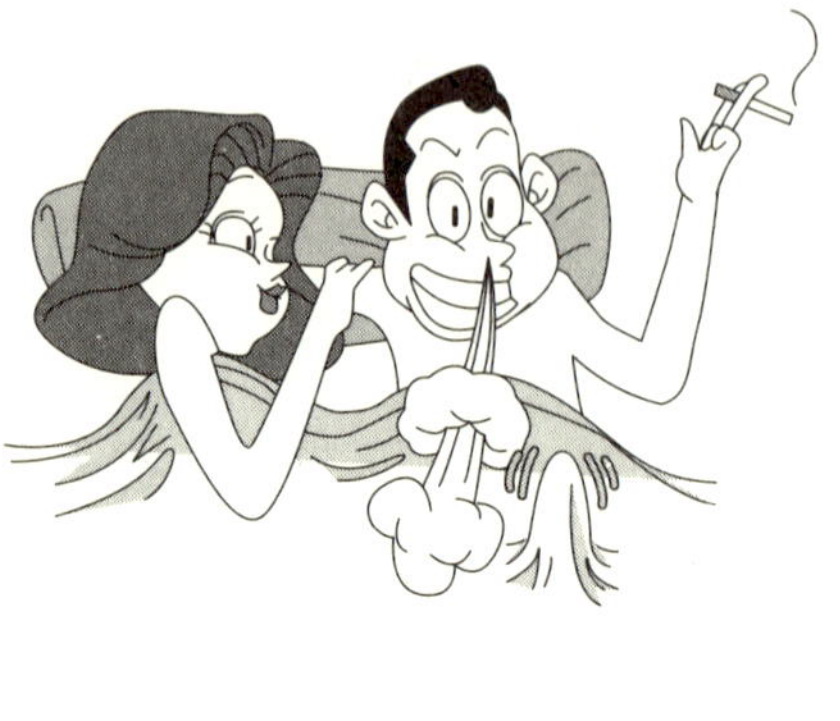

Ⅳ

もっとオトコを上げたい!

ワキガ・多汗症

ワキガの悩みを持つ男性が、このところ多くなりました。

もともと日本人は清潔好きで、ニオイに対しては敏感な人が多いようです。少し体臭があるようだと、病気ではないかと考える傾向があるようです。最近では、ワキガの人は「ワッキー」などと呼ばれて嫌われ者になっているのが現実です。

健康な体臭は、本来、セックスアピールとなって異性を引きつけるものです。しかし、清潔さや無臭が求められる現代では、かえって逆効果で、男女の仲を遠ざける原因となってしまっているようです。また、自分の体臭が気になるようだと、どうしても恋愛に対して臆病になりがちです。

人によって、強烈な臭気を発する人があることも確かです。密室となるエレベーターの中な

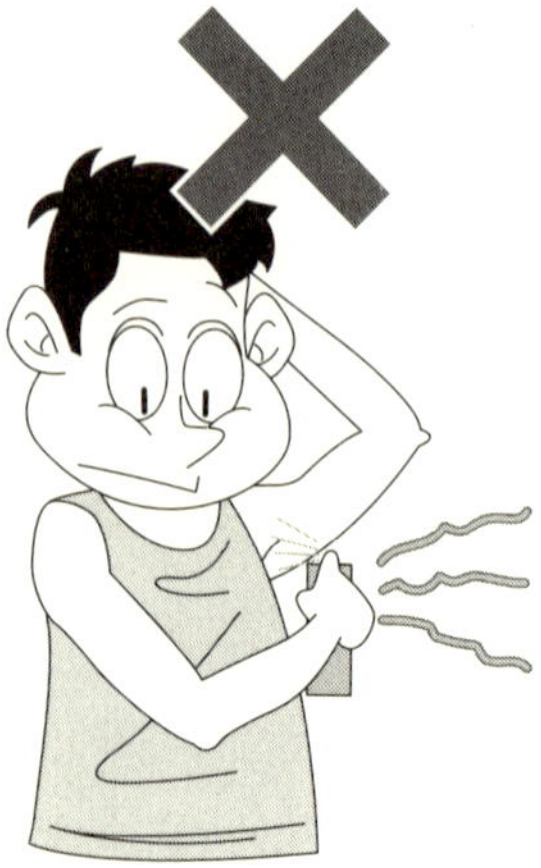

どで、知らず知らずのうちに周囲に不快感を与えてしまっていた、ということもあります。

あるいは、仕事上の人間関係で、体臭のせいで相手に悪い印象を与え、それが原因となって大切なビジネスチャンスを失うことになってしまったとしたら……。ただのニオイじゃないかと軽く考えることはできません。

制汗デオドラントやオーデコロンなどを使って、なんとかニオイを抑えようとする人がほとんどですが、もちろん根治には至りません。いろいろな方法を試した後、最後には手術を選択する人が多いようです。

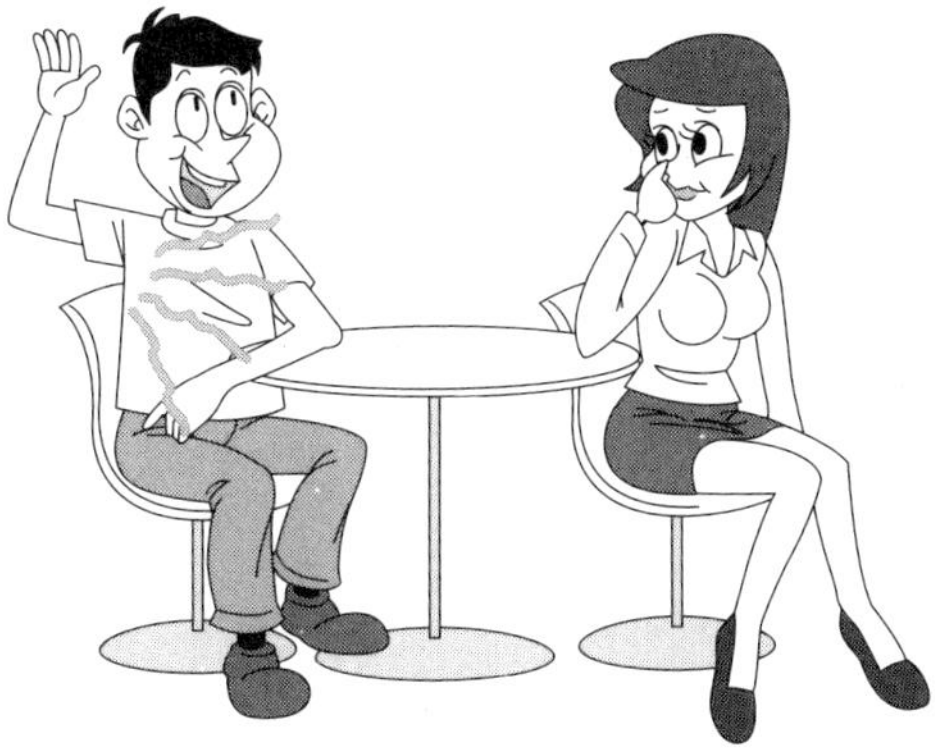

●どうしてワキガになるのか?

汗には、体温を一定に保つという大変重要な役割があります。暑いときや、運動をした後に汗がにじんでくるのは、自律神経の働きによって汗腺が開き、汗を皮膚から蒸発させて気化熱を奪い、体温が上がりすぎないように調節しているのです。

もし汗をかかなかったら、少し激しいスポーツをしただけで、熱中症を起こして倒れてしまうでしょう。倒れないまでも、犬のように舌を垂らしてハアハアあえがなければなりません。

このような汗は、全身に分布しているエクリン汗腺から出る汗で、透明でサラサラとしていて、意外なことにほとんどニオイもしません。この汗は細胞外液という体内の水で、これは生理食塩水と呼べるものなのです。

しかし、人間にはこうした役割を持っている汗とは別系統の汗腺があります。これがワキガの原因物質を分泌するアポクリン汗腺です。これは、ワキや陰部、乳首、耳の穴などに分布していて、特に体毛がたくさん生えている場所に集中している汗腺で、思春期になって発達してきます。まさに多感な時期に重なっているわけです。

アポクリン汗腺から分泌される汗は各種タンパク質、糖質、中性脂肪など多量の栄養分を含んでいるので、皮膚に分泌されると細菌が繁殖し、腐敗臭を発します。これがワキガの正体です。

これら二つの汗腺はどんな人でも持っているものです。ではなぜ、ワキガの人とそうでない人がいるのでしょうか？

それは、どうやらアポクリン汗の成分の違いによるもののようです。エクリン汗腺から分泌される汗の成分は先に説明したようにほとんどが水です。しかしアポクリン汗は、かなり個人差があって、人によって脂肪酸やコレステロール、それに色素などを含んでいる場合があります。これらは分泌された直後にニオイはありませんが、皮膚の表面にいる細菌に分解されてニオイを発すると考えられています。

おわかりのように、ワキの下は腋毛の存在もあって、風通しのよいところではありません。汗のために水分も多く、熱がこもるので細菌の増殖にはもってこいの環境なのです。

ニオイの程度には個人差があり、アポクリン汗腺の数が多い人、脂肪酸の量が多い人が、どうしてもニオイが強くなります。

ワキガの原因になるアポクリン汗腺は、子供のころはその働きはごく弱いものです。思春期になり性ホルモンが分泌されるようになると、このアポクリン汗腺に働きかけて活発に汗を分泌させるようになります。老齢期になるにつれて、だんだんニオイはおさまります。

つまり、社会人として活動する人生の大半の時期を、ワキガとともに過ごすことになってしまいます。

症状改善にはとりあえず腋毛を剃る手段もあります。しかし、ワキガや多汗症の原因は皮膚の内側にあるため、確実に治療を望むのであれば、手術以外に治す方法はありません。

これら原因組織を確実に除去さえすればワキガの悩みから解放されるのです。

ワキガ自己診断チェックリスト

ワキガの悩みは、本人にはとても深刻なものです。

ワキガは人から言われて初めて気づく人が多いと言われます。自分のニオイは、自分ではなかなか分かりにくいのです。

知らず知らずのうちに自分の体臭が人に迷惑をかけているのかもしれないとしたら……と思うと、気が気ではありません。

それでは、いったい自分のニオイの程度はどれくらいなのか?

ニオイは目に見えるわけではありませんから、専門家でなければ客観的に判断することはむずかしいものです。誰でもワキの下には汗をかくし、ニオイは少しあるわけですから……。

そこで、簡単なワキガの自己診断法を紹介しておきましょう。次のチェック項目のうち、いくつかに該当するようなら、要注意です。

①家族や親戚にワキガの人がいる

ある統計によると、欧米人の約八割がワキガの体質であり、あまりに多すぎるため気にしない……。一方、東洋人の場合には欧米人に比べ非常に少なく、日本人では約一割となっています。

このアポクリン汗腺が発達しているワキガ体質が東洋人に少ないのは、もちろん遺伝によるものです。遺伝の形は常染色体優性遺伝と言い、片方の親にその体質があると約半分のお子さんに、両

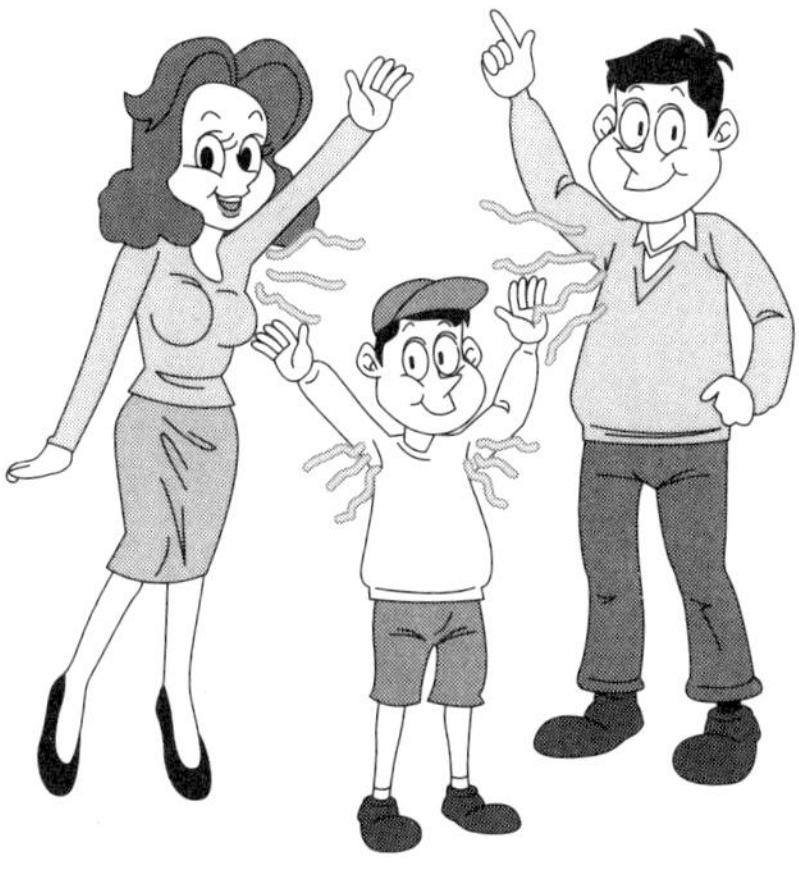

親にその体質があると八割近くのお子さんに遺伝します。

両親のどちらか、また肉親の誰かにワキガの人がいるようなら、あなたもその可能性があります。ただ、鼻が馴れてしまっているせいか、家族の体質には気づきにくいこともあるようです。要注意です。

②耳垢が湿っていて柔らかい

アポクリン汗腺は外耳道（耳の穴）にもあるため、ワキガの人は耳の中が湿って耳垢が柔らかくなります。この特徴のある人は、ワキガの確率がかなり高いと言えます。

③ワキの汗が多い

ワキガは、アポクリン腺からの汗が原因ですから、ほとんどの人がワキの多汗で悩んでいます。身体の他の部分はそれほど気にならないのに、ワキだけは汗が多いというのが典型的です。

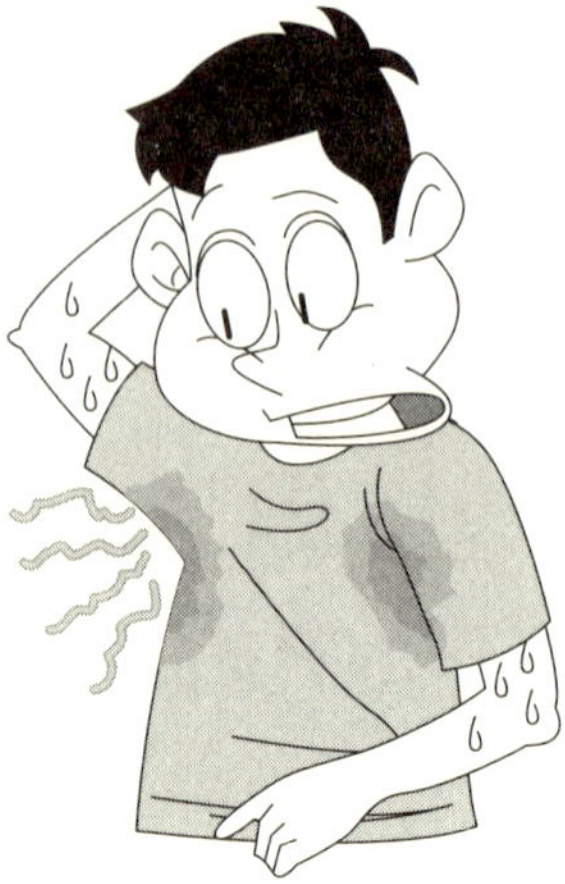

④ 下着やワイシャツの腋の下が黄ばむ

黄ばみは主に皮脂腺からの分泌物が原因です。ワキガの人で白っぽい衣類の黄ばみで悩んでる人は少なくありません。生地が染まったようになりますので、普通の洗濯では落ちにくく、白い服を着ないようにしている人もあります。

⑤ 腋毛が多く、濃い

よく言われることですが、実際には必ずしも毛深い人ばかりではありません。毛の薄い人にもワキガの人は見られます。アポクリン腺は毛穴を通して汗を出します。また腋毛一本一本に付いていますので、毛の量が多ければアポクリン腺の数も多く、より重症になると考えられます。

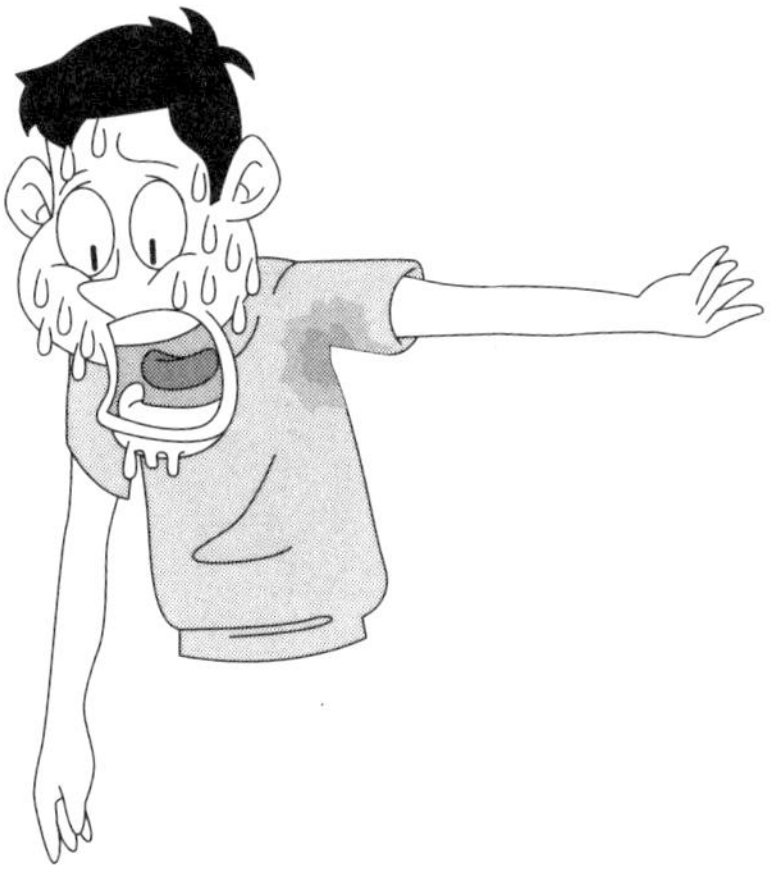

ワキガは手術で完治する

ここまでの説明で、ワキガ発生のしくみはご理解いただけたでしょう。結局、ワキガを根本的に治療するとしたら、やはり手術しかないのです。

ここでは、最新の手術法について知っていただき、手術に対する不安を解消していただけるようにしましょう。

●これまでの手術法

ワキガの手術にはいろいろな方法があります。その目的が、ワキガ発生の大もとであるアポクリン汗腺除去であるのは、どの方法でも変わりません。

アポクリン汗腺を一〇〇パーセント取り除くには、ワキの下の皮膚ごと取ってしまうしかないのですが、それでは大きな傷痕が残ってしまいます。

しばらく前まで美容外科では手術は行われていませんでした。ほとんどが一般の外科で行われていました。その手術法は、ニオイの出る組織を皮膚ごと除去すればよいという単純な発想に基づくものでした。

そのため、手術の傷痕を目立たないようにするという、美容外科的な発想は皆無でした。その後、さまざまな手術法が開発されてきましたが、どうしても皮膚組織に与えるダメージが大きく、傷痕が残ってしまうケースが少なくありませんでした。

たとえば「切除法」と呼ばれる方法は、ワキの皮膚を広範囲に切除する方法ですが、皮膚を切り取った痕には大きなひきつれが残ってしまいました。そのため、手の上げ下ろしに不自由を感じることさえありました。現在では、この方法は行われていません。

また、小さな切り口からスプーン状の器具で掻き出す「皮下組織掻爬法《そうはほう》」、ハサミ状の器具を入れて削り取っていく「皮下組織削除法」、細い管で吸い出す「皮下組織吸引法」などがあります。手術時間も短くて済み、傷痕もかなり目立たなくなりましたが、アポクリン汗腺を取り残す可能性が大きくなってしまいました。

●最新ワキガ治療法「スキンケア式Wトリートメント法」

現在ワキガ手術で最も効果的だと思われるのが、「イナバ式皮下組織削除法」と「剪除《せんじょ》法《ほう》」です。

「イナバ式皮下組織削除法」は、ワキに二～三センチほどの切開を加え、ワキの皮膚をはがしてイナバ式皮下組織削除器という特殊な機器を挿入し、皮膚の裏側からアポクリン汗腺を除去する方法です。

「剪除法」は、裏返した皮膚から毛根と一緒にアポクリン汗腺を削ります。

どちらも毛の生えた皮膚そのものは残しながら、アポクリン汗腺をほとんど除去できる方法ですが、両者を組み合わせることによって効果はさらに高まります。

「スキンケア式Wトリートメント法」は、イナバ式皮下組織削除器を用いてワキガの原因組織のほとんどを取り除いたあと、「剪除法」で取り残しのないように直視下で確

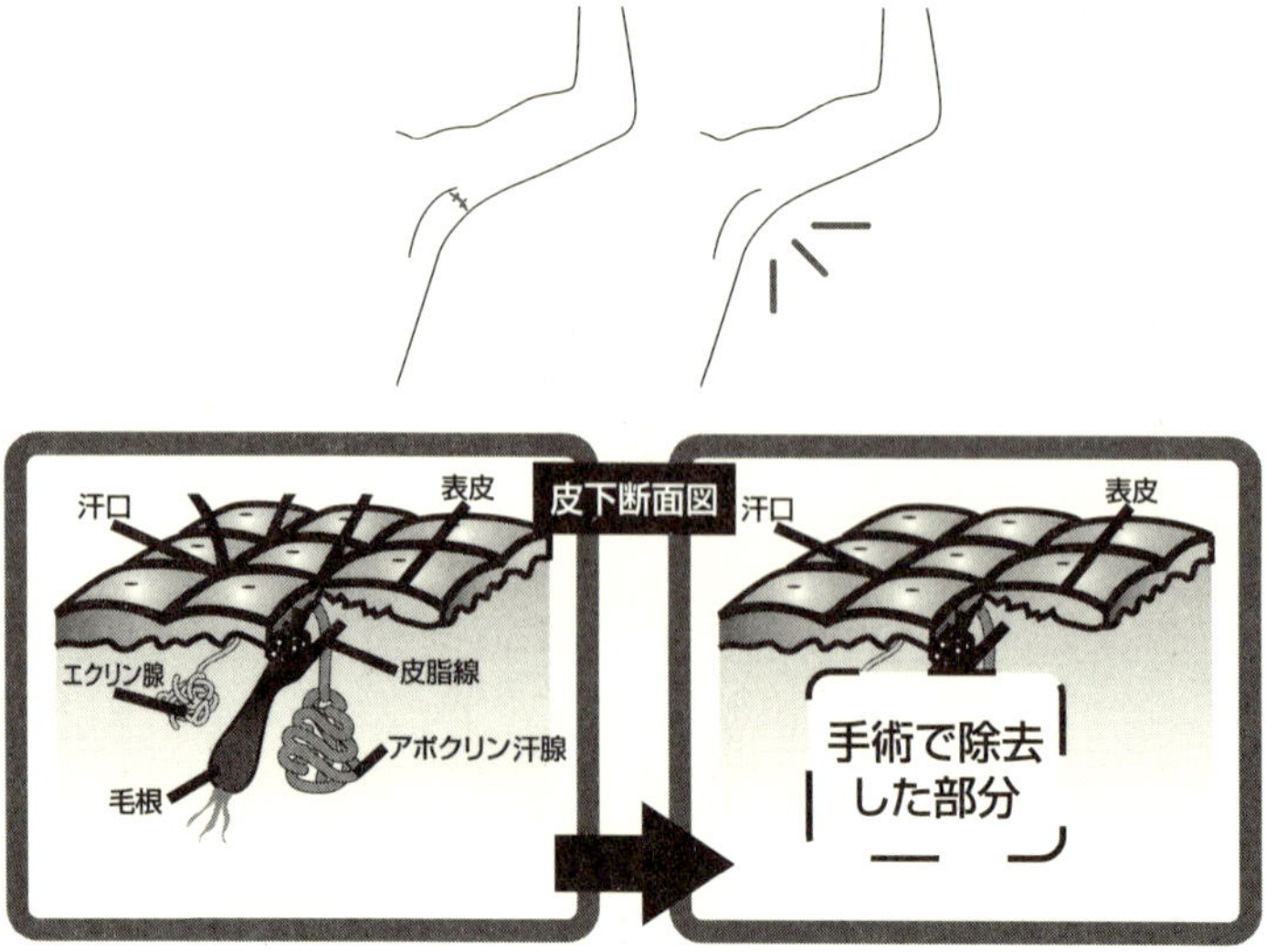

認していく方法なので、確実に効果が得られ、傷は、本来の剪除法より小さく二～三センチ程度におさえ、わきの下の太いシワに隠しますので、傷痕が目立つことはありません。

効果のきわめて高い方法ですが、高度な技術を必要とするため、どこでも受けられるわけではありません。

術式	手術時間	通院	効果	傷	総合評価
吸引法	約30分	なし	30～50%	約２㎜	×
掻爬法	約40分	なし	50～60%	約１㎝	△
超音波法	約30分	なし	50～70%	５～10㎜	△
イナバ式皮下組織削除法	約１時間	あり	70～90%	約３㎝	○
剪除法	約１時間	あり	80～90%	５～７㎝	○
スキンケア式Wトリートメント法	約1～2時間	あり	80～95%	２～３㎝	◎

二重まぶた・プチ整形

日本における美容外科で最も一般的なのが「目」の整形です。「目は口ほどにモノを言う」という言葉からわかるように、目ほどその人の第一印象を決定づけるものはないからでしょう。

戦後、日本人の美の基準はどんどん欧米化していきました。TVで活躍するのは彫りが深く、二重まぶたの大きい瞳が魅力的なタレントばかり。

そのなかで「二重になりたい」という願望も、どんどんふくらんでいったようです。かつては相談に来るのはほとんどが女性でしたが、今では男性もめずらしくありません。

二重にする手術には、切開法と埋没法との二通りがあります。

切開法は、まぶたの脂肪やたるみが気になる人に適しています。局所麻酔をしたまぶたを、メスを使って切開し、目を開く筋肉をまぶたの皮膚の一部に固定させることでヒダをつくり、術後に抜糸します。これは古くから行われてきた方法です。

最近増えているのが、メスを使わず、手術が簡単な埋没法です。

最近マスコミでも話題になっている「プチ整形」の代表的なものが、この二重埋没法です。

まぶたに局所麻酔をし、まぶたの内側から特殊な細い糸をかけ、数ヵ所を留めるだけの方法です。糸は埋め込んでしまいますので、抜糸の必要はありません。したがって傷痕も残りませんし、再び元に戻すことも可能です。埋没法による手術は短時間で終わります。

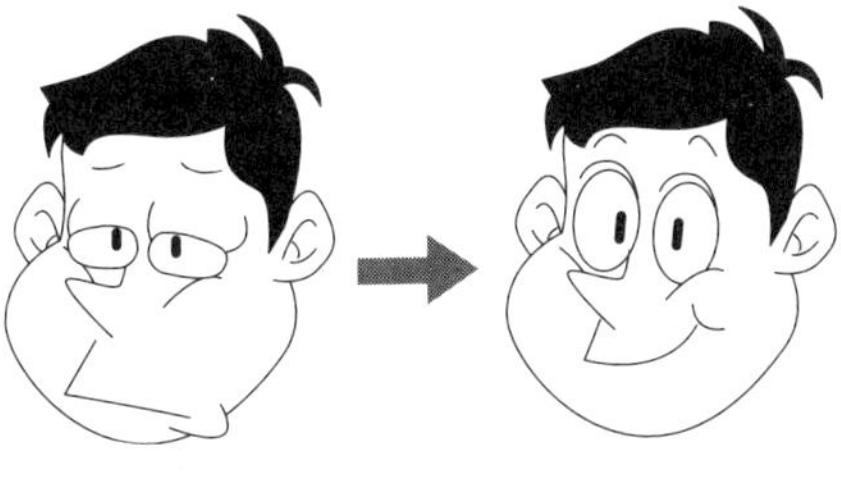

二重の手術に限らず「プチ整形」は、一般に体にメスを入れることなく、短時間で手軽にできる美容整形の方法です。ヒアルロン酸やダーマライブなどの注射による注入、レーザー照射でのシミ・シワの除去といったメスを使用しない施術が中心になっています。

腫れや内出血が少ないので、人前に顔を出せない期間——ダウンタイムがとても短く、ケースによっては術後すぐ仕事に出ることも可能なほどです。

テレビや雑誌などのメディアで次々と取り上げられる人気の秘

密は、「メイクのように手軽で、安全に確実にイメージアップできる」という点にあります。憧れだった「なりたい自分」が、プチ整形によってぐっと身近になりました。

しかし、手軽とはいえ身体に関わることです。専門の医師を慎重に選ばなければなりません。

●プチ整形のエース――ボトックス

近年、プチ整形と言えば「ボトックス」がはずせない存在となっています。元来、眼科や神経内科の分野において、まぶた・顔面痙攣の治療に効果を上げ、その安全性はすでに証明済みのものです。

欧米ではかなり早くから、シワなどに対する処方で「ボトックス」の使用は一般的なものでした。

「ボトックス」はアセチルコリンの分泌を阻害する作用があるため、一時的に筋肉麻痺を生じさせます。眉間や額、そして目じりなどのシワは、皮膚に付着する表情筋の収縮が大きく関係しているため、手術ではなかなか改善が難しいとされてきましたが、この「ボトッ

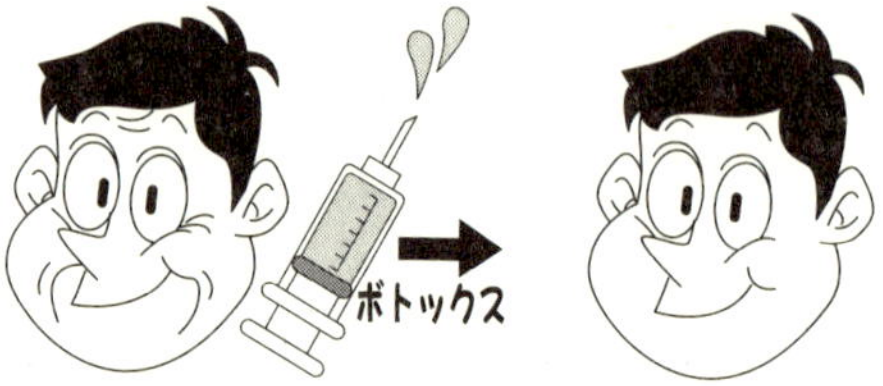

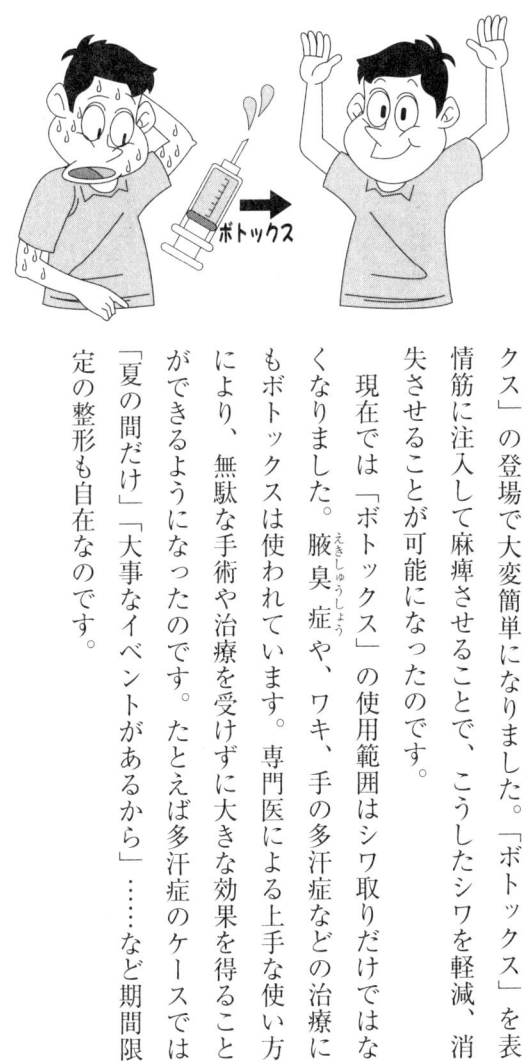

クス」の登場で大変簡単になりました。「ボトックス」を表情筋に注入して麻痺させることで、こうしたシワを軽減、消失させることが可能になったのです。

現在では「ボトックス」の使用範囲はシワ取りだけではなくなりました。腋臭症《えきしゅうしょう》や、ワキ、手の多汗症などの治療にもボトックスは使われています。専門医による上手な使い方により、無駄な手術や治療を受けずに大きな効果を得ることができるようになったのです。たとえば多汗症のケースでは「夏の間だけ」「大事なイベントがあるから」……など期間限定の整形も自在なのです。

余分な脂肪を取ってボディラインを整える

ダイエットという言葉はいたるところで目にし、耳にします。男女を問わず、老若を問わず、驚くのは太い細いを問わずにその言葉を口にすることです。

ちょっと大げさに言えば、みながみな、やせたい、やせたほうが良いという願望を持っているかのようです。

女性ほど多くはないものの、男性にも太っていることを気にしていたり、健康上良くないと考える人が少なからずいるようです。

最近では、若い世代を中心に女性並みに気をつかう男性が増え、美容面でも意識している傾向が見受けられます。

●ダイエットでは落ちにくい脂肪も取れる

脂肪吸引の一般的なメリットとしては、長期間の食事制限や運動など多くの手間や労力、心理的な負担を払わずにやせられることのほか、やせたい部分の脂肪だけを取れるという点があります。

原因はまだよくわかっていませんが、体には脂肪がつきやすいところとつきにくいところがあります。そして、脂肪のつきやすいところは、カロリーなどを制限してもなかなか脂肪が落ちません。

とくにセルライトと呼ばれる皮下の脂肪の塊は、体内の老廃物や水分と結びつき、血流とも疎遠なところに吹き溜まりのように溜まるため、カロリーを制限しても、もともと取れにくい仕組みになっています。セルライトは女性の約八〇パーセントに見られ、肌をよじったときに表面の凹凸（ぶよぶよした肌）として現れます。


脂肪吸引とは、簡単に言うと脂肪細胞の数を減らす治療のことです。

脂肪細胞の数はだいたい思春期までに決まってしまい、その後増えることはないので、減らしてしまうのがベストな方法と言えます。

たとえば、お腹や太ももなど、あなたの希望の場所を吸引することで全体的にバランスの取れた体型にすることができます。また、脂肪吸引はボディの「部分修正術」とも言えるのではないでしょうか？

もちろん、リバウンドはありません。これがダイエットなどの痩身と大きく違う点と言えるでしょう。

治療方法は、カニューレという小さな穴の開いた管で脂肪を吸い取っていくのが一般的です。

カニューレを挿入する穴は最大でも五ミリ程度ですので、傷痕はほとんど目立ちません。これだけ聞くと、至って単純で簡単な治療かと思われますが、「どの部分をどのくらい吸引すれば、どういう体型になるのか」を熟知していなければ行うことはできません。熟練を必要とする手術のため、担当医の経験とセンスが決め手とも言えます。

●脂肪吸引のメリット

脂肪吸引では、気になるところだけを部分修正できるので、やせたくないところはそのままで、メリハリのあるボディラインを作ることができます。

また、脂肪細胞の約六〇~七〇パーセントは減少するため、治療後は治療範囲が太りづらくなり体型を維持しやすくなります。

ダイエットのような食事制限をしないので（当然食べすぎは注意）、リバウンドの心配があリません。

《脂肪吸引可能な場所》

頬、アゴ、二の腕、腹部、太もも、ふくらはぎ、足首、ヒップ、腰、背中

●切らない脂肪吸引「メソセラピー」——二種類のアミノ酸で脂肪を溶かす

メソセラピーは「脂肪溶解注射」とも呼ばれ、ここ最近の美容外科業界にて「切らない脂肪除去」として行われている治療方法です。メソセラピーは、医師によって開発されたもので、フランスには約一万五千人のメソセラピストがいます。世界的にも認められており、韓国では約二千のクリニックでメソセラピーの治療が行われています。

本来メソセラピーは、ニキビ治療・関節炎・運動によるケガなどに適用されてきましたが、ヨーロッパでは、脂肪除去（痩身）やセルライト除去などの美容面でも導入されてきました。

メソセラピーは脂肪溶解剤（二種類のアミノ酸）を注入することで、①脂肪吸収内部シグナルの妨げ、②脂肪部分の除去、③脂肪放出の誘発、④血液循環の改善、⑤エネルギーの燃焼などが促進され、注入部位への引き締めが期待できます。

さらにセルライトの生成要素に働き、セルライト除去と減少を促進させます。

以上のような痩身・セルライト除去といったメソセラピーの効果を用い、狭い範囲での「切らない部分やせ」（二の腕、足首、頬、二重アゴなど）や広い面積での「切らない広範囲やせ」（腹部、太ももなど）が可能となりました。

治療に要する時間は、場所や範囲にもよりますが、目安として一ヵ所（一五センチ×一〇センチ）五分程度です。

施術については極めて簡単で、メソセラピー注入部位に数ヵ所注射し、脂肪溶解剤を少しずつ注入していきます。注射時の痛みはほとんどありません。

施術後はすぐに帰れますし、日常生活に支障はありません。ただし、当日の入浴は避け、シャワーを軽く浴びる程度になります。また、個人差はありますが注入部位が熱感を帯びたり、かゆみ、赤み、時には皮下出血が見られることもありますが、数時間〜一週間で消失します。

施術回数については個人差、施術部位により差はありますが、二週間ごとに四回が一クールとなります。

●切らない脂肪吸引「カーボメッド」――炭酸ガス注入効果でセルライトを分解

カーボメッドは、炭酸ガスを用い切らずに脂肪吸引と同様の効果を得る「切らない脂肪除去」治療です。この炭酸ガス療法は元来フランスで開発され、動脈硬化・血管障害による病気などに用いられてきました。最近では世界で広く妊娠線（皮膚線状）の改善・動脈硬化・慢性関節リュウマチなどにも用いられており、世界で認められ一般的な治療にも用いられている療法です。これを利用することで容易に脂肪を分解し、痛みもなく安全に脂肪を減少させることができるため、安心して受けることができます。

炭酸ガスを注入することでセルライトの結合を司る組織が砕け、トリグリセロイドに作用して脂肪を分解します。この作用が脂肪吸引と同様の効果を得る要因となります。また炭酸ガスの注入は、新陳代謝の向上を促します。炭酸ガスを体内に注入すると細胞が必要とする酸素が注入部位にたくさん集まり、細胞の新陳代謝が非常に活性化されます。結果、自己再生能力が高まり肌荒れ、老化防止（若返り）などの美容面での期待ができます。動脈硬化や血管障害の治療に用いられるのはこのためです。カーボメッドは瘦身・セルライトの分解だけでなく、皮膚の若返りにも非常に効果的となります。

また、脂肪除去をより確実に行うことを考えた場合は、脂肪吸引のあと二～三週間後にカーボメッドを行う組み合わせ治療が効果的でお勧めします。効果は脂肪吸引同様に永久に続きます。

カーボメッド治療に要する時間は場所や範囲にもよりますが、二〇〜三〇分程度です。施術については、やせたくない部位に炭酸ガスがいかないように圧迫した後、非常に細い針を注入部位に刺入します。細い針のため痛みはありません。その後は炭酸ガスを注入するだけです（コンピュータ制御により安全設計されており、それぞれの方にプログラムしたスピード・流量で炭酸ガスが注入されます）。

初めての炭酸ガス注入時はセルライトが分解されるため、充満感や軽い痛みを感じる場合がありますが、二〜三回目以降は初回ほどの痛みを感じることはありません。理想的には一週間に二回が理想ですが、毎日施行しても大丈夫なほど安全です。

施術後については、施行部位の軽度の発赤《ほっせき》や、充満ガスによる硬結《こうけつ》、施術直後は多少プチプチとした違和感を覚える程度で、注入部位が多少膨らみますが数分以内に改善します。また、針の刺入部位に軽度の内出血、軽い痛みを起こす場合がありますがすぐに改善します。施術後は圧迫固定などの処置は特に必要ありません。

施術回数については、個人差、施術部位により多少の差がありますが、通常一週間で二回程度四週間続けての一クール（合計八回）で効果が現れます。部位によっては二クールのほうがより効果的な場合があります。

おわりに――男は「タフ」であれ！

チャンドラーのハードボイルド小説に、「タフでなければ生きていけない。優しくなければ生きている資格がない」という名セリフがあります。

昨今、〝優しさ〟だけの男が増えているだけに、まさにガツンときますね。男の生きるべき道を見事に言い当ててるものだなと、感心します。

男は、まず第一に、タフでなければ生きていけません。どんな時代になっても、この本質は変わらないでしょう。

強さに裏打ちされた優しさでなければ、本当の優しさではありません。

何より前提条件としてタフであることが男には要求されます。タフであってこそ初めて、人に対して優しくすることに意味を持ってくる。

この本で述べてきたことは、男が男としての自信を取り戻すことがいかに重要かということです。ところかまわず肉体を改造しようということではありません。正しい知識を身に付け、自分に何が必要なのかを冷静に見分けようということです。

包茎やワキガで、いつまでも恥ずかしがっていては駄目です。引っ込み思案は禁物です。電話でも結構です。私たちにあなたの悩みをうち明けてもらえませんか。きっといい解決法があるはずです。

人生は短いのです。治すべきところは早く治してしまいましょう。さあ、明るい未来に向けて、一歩を踏み出しましょう。タフであることと優しくあることが同時に可能である人生に向けて！

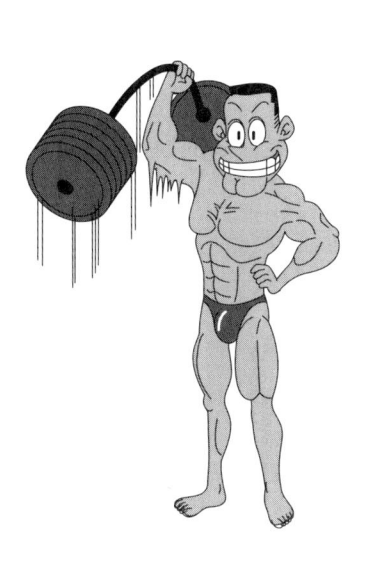

オトコを上げる方法！ スキンケアクリニックで行う最先端男性形成治療

2007年２月20日　初版第１刷発行

著　者　スキンケアクリニック医師会
発行者　瓜谷 綱延
発行所　株式会社文芸社
〒160-0022　東京都新宿区新宿１－10－１
電話　03-5369-3060（編集）
03-5369-2299（販売）

印刷所　図書印刷株式会社

ISBN978-4-8355-5364-1